社区卫生服务专业人员岗位培训系列教材

检验专业人员培训教材

（第二版）

主　　编　左大鹏

编　　者（按姓氏汉语拼音排序）

李京明　首都医科大学附属北京安贞医院

卢　新　北京海淀妇幼保健院

孙　芾　北京和睦家医院

左大鹏　首都医科大学附属北京安贞医院

北京大学医学出版社

JIANYAN ZHUANYE RENYUAN PEIXUN JIAOCAI

图书在版编目（CIP）数据

检验专业人员培训教材/左大鹏主编. —2版. —北京：
北京大学医学出版社，2009（2015.6重印）
（社区卫生服务专业人员岗位培训系列教材）
ISBN 978-7-81116-670-5

Ⅰ. 检…　Ⅱ. 左…　Ⅲ. 医学检验-医药卫生人员-培训-教材　Ⅳ. R446

中国版本图书馆CIP数据核字（2009）第139841号

检验专业人员培训教材（第二版）

主　　编：左大鹏
出版发行：北京大学医学出版社
地　　址：（100191）北京市海淀区学院路38号　北京大学医学部院内
电　　话：发行部 010-82802230；图书邮购 010-82802495
网　　址：http://www.pumpress.com.cn
E - mail：booksale@bjmu.edu.cn
印　　刷：北京瑞达方舟印务有限公司
经　　销：新华书店
责任编辑：靳新强　**责任校对**：杜　悦　**责任印制**：郭桂兰
开　　本：787mm×1092mm　1/16　**印张**：10　**插页**：1　**字数**：256千字
版　　次：2009年9月第2版　2015年6月第3次印刷
书　　号：ISBN 978-7-81116-670-5
定　　价：25.00元

《社区卫生服务专业人员岗位培训系列教材》评审委员会名单

《社区卫生服务专业人员岗位培训系列教材》编审委员会名单

第二版序

我国卫生事业正处于改革与发展的关键时期。《中共中央国务院关于深化医药卫生体制改革的意见》明确提出要“建立住院医师规范化培训制度，加强社区卫生人才和农村卫生人才培养”。这为我国的医学教育提供了难得的历史发展机遇，也提出了新的任务和更高的要求。

建立以社区卫生服务为基础的新型城市医疗卫生服务体系是我国卫生事业发展的重要任务。近几年，为加快社区卫生服务建设，培养全科医师和社区护士，国家和各级政府投入了大量人力物力，使社区卫生服务工作得到了长足的发展。但是，我们必须清楚地看到，人才问题仍然是目前社区卫生服务健康发展的重要制约因素。培养大批素质高、能力强、扎根基层的社区卫生专业人才，是各级政府和卫生机构一项长期而艰巨的任务。

社区卫生服务主要是以维护社区居民健康为中心，提供疾病预防控制等公共卫生服务、一般常见病及多发病的初级诊疗服务、慢性病管理和康复服务等，逐步承担起居民健康“守门人”的职责。要承担起如此重任，必须充分发挥社区卫生团队服务的特色。在社区卫生人才培养上，不仅要培养全科医师和社区护士，还要加强检验、康复等其他专业卫生技术人员的培训，更新他们的观念和服务模式，提高知识水平，规范技能操作，培养以全科医师为核心，以社区预防保健医师、社区护士以及其他专业技术人员相互配合的社区卫生服务团队，才能实现为居民提供连续、及时、便捷的高质量卫生服务的目标。也只有团队素质得到全面提升，才能保证社区卫生服务工作的健康可持续发展。

卫生部科教司根据社区卫生服务发展对社区各专业人才的需求，借鉴北京等省市开展社区康复等 7 个专业岗位人员岗位培训的做法和经验，制订并颁发了康复、口腔、X 线、超声、药学、心电图、检验专业岗位的岗位培训大纲，指导各省、市、自治区开展相应的培训工作。

为配合卫生部工作，北京市卫生局和北京医学教育协会以卫生部颁布的社区康复等 7 个专业岗位培训大纲为依据，在总结北京地区使用上述专业岗位培训教材的基础上，组织专家对第一版系列教材进行全面修订。现在出版的社区康复等 7 个专业岗位培训新版教材，以社区需求为导向，以社区专业人员应掌握的基本知识、基本技能为核心，强调教材的实用性和可操作性，体现了社区特色。应该说，这套教材既是北京多年来开展岗位培训工作实践的结晶，也是我国立足当前社区卫生人才培养需要的一次可贵探索和创新。

我希望这套教材能在社区卫生人员的岗位培训中发挥应有的作用，也期待本套教材在使用的过程中不断得到完善。希望编者能够及时听取多方面的意见，特别是社区基层人员的反映，作为今后修订、补充和完善的依据，不断提高社区卫生人员培训教材的质量和水平。

最后，向为编写这套教材付出大量心血和辛勤劳动的专家致以崇高的敬意和真诚的谢意！

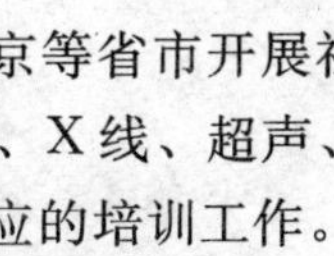

2009 年 6 月

第二版前言

针对社区医疗卫生服务机构临床检验人员的培训教材在北京地区已经使用了5年，取得了良好的效果。本次再版是根据社会需求进行的。再版内容仍然坚持以社区医疗卫生服务的需求出发，根据社区医疗卫生服务中检验工作干什么，我们就培训什么的基本原则。强调基本理论、基本知识和基本技能，各项操作必须符合检验规范化并开展室内质量控制。本着此精神，再版时，对原来教材的内容进行了必要的修改和补充。删去了原第四章细菌学检验中的传染病内容，因为传染病防控已经作为一个医务工作者都必须掌握的知识。对基层应用自动血细胞分析仪开展的全血细胞计数，应用干化学法开展的尿液检查，再版时做了加强，特别是血细胞分析仪报告中的各种参数、血细胞直方图及警示符号的临床意义做了比较详尽的讲解；对干化学法检查尿液的各项指标的方法学进行了详细评价；对贫血、蛋白尿、血尿的实验室诊断程序进行了比较详细的介绍。血糖仪已经在基层医疗机构，甚至患者自己广泛使用，如何正确使用血糖仪，以及使用中应注意的问题在这次再版中做了补充。生化检验方面，没有着重讲解各项检验技术的检验原理，而是突出常用生化指标的临床意义和结果分析。目的是为基层检验工作者能在为群众进行临床检验咨询时有一定的分析和解决问题的能力。由于基层医疗机构不开展细菌学检查，所以我们对有关细菌学检验的内容进行了删减。免疫学检验保留了免疫胶乳试验、酶联免疫吸附试验和胶体金免疫检验，其他免疫技术做了删减。重点讲解了乙型肝炎病毒的血清学检查、艾滋病病毒的实验室检查和肿瘤标志物检查的临床意义。第六章实验室管理突出了室内质控和生物安全以及医疗废物的处理。总之，教材的内容比卫生部下发的培训大纲的要求要多，在具体培训中可根据不同水平进行适当调整和灵活掌握。有不妥之处，欢迎读者批评指正。

编者

2009 年 7 月

第一版序

2004年全国卫生工作会议指出，建设一支党和人民信得过的卫生医疗队伍，是卫生事业改革与发展取得成功的关键。这支队伍的思想、品德、作风、能力和水平决定着我国卫生事业的未来。

医疗卫生行业联系千家万户，与广大人民群众切身利益密切相关。而我国现状是卫生技术人才匮乏，整体素质不高，在农村和城市社区尤为突出。这将直接影响到卫生事业的可持续发展。

中共中央《关于进一步加强人才工作的决定》，强调要树立人才资源是第一资源观念，卫生战线要把加快卫生人才培训作为保证卫生事业可持续发展的关键因素和基础条件，切实抓好人才培养、吸引和用好三个环节，探索新形势下加快人才培养，特别是农村和城市社区人才培养的新路子。

为了确保北京市社区卫生服务健康可持续发展，提高社区卫生服务团队各专业人员整体素质，在1999年启动的全科医学培训工程以培养全科医师、社区护士和社区防保医师为主的基础上，2004年北京市卫生局决定在海淀区辖区内启动社区中医师、口腔医师、X线、检验、药学、B超、心电图、康复、心理卫生九个社区卫生服务专业岗位人员的岗位培训、考试持证聘任上岗试点工作，社区中医专业岗位培训考试持证聘任上岗试点由北京市中医管理局直接组织实施。

我们组织了九个专业的专家组，深入社区进行调研和论证，相继制订出各专业的“岗位标准”、“岗位培训考试大纲”，并编辑出版“社区卫生服务专业岗位人员培训系列教材”，由北京大学医学出版社正式出版。（中医教材由中央电子出版社出版）

这套系列培训教材打破了传统各专业教材的系统性和完整性，突出了社区卫生服务专业岗位特点，根据社区各专业岗位工作需要和居民的需求，进行内容的整合重组，强调教材的针对性和实用性。具有鲜明社区特色和编写特点，目前在我国尚未见到同类教材，它对北京市社区卫生服务各类专业人才培养和社区卫生服务工作健康发展，将起到推动作用，对全国也可能有一定借鉴意义。

由于这是一项开拓性、创新性工作，系列教材肯定会存在很多缺陷，在试点过程中我们会认真总结经验，倾听各方意见和建议，不断完善教材内容，在全新的社区各类专业岗位培训领域拓展创新，取得更大成绩。

顾问　金大鹏

2004年9月

第一版前言

本教材是专门服务于在社区医疗中从事临床检验的工作者，为他们的资格考试、日常工作和基本理论、基本技能的提高提供一个学习材料。社区医疗是最贴近人民群众的医疗方式，除了要满足社区群众对基本医疗服务的要求之外，还应当承担社区公共卫生宣传、群众健康教育的职能。因此，对于在社区医疗中从事临床检验的工作者来说，除了掌握检验技术本身的知识、技能外，还必须能向服务对象分析解释检验结果的临床意义和进行必要的健康咨询。本教材在编写过程中，认真考虑到社区医疗服务的特点，同时也看到目前基层临床检验中存在的问题，比如，操作不够规范、室内质控不够正规、检验后缺乏对化验结果的审核等。因此，教材的重点集中在以下三个方面：第一，规范检验操作技术的流程和步骤，并对血液分析仪和尿液分析仪的检测方法学进行了认真的评价，指出人工复检的规定和做法；第二，强调室内质控，并介绍室内质控的原则、方法、操作步骤、质控规则和失控的处理程序；第三，介绍了常用检验项目的临床意义，以及如何在社区开展传染病防治和健康教育。为了帮助培训人员能通过资格考试，在每一章的最后还备有若干道复习题供大家在学习时参考。本教材虽然是为社区医疗单位的临床检验工作者所编写，但是其内容对所有从事临床检验的人员都会有所帮助和提高。由于教材的编写时间紧迫、编写人员经验有限，如有不妥之处，欢迎读者提出批评、建议，以便今后改进。

编者

2004 年 7 月 1 日

目　录

绪　论

社区医疗卫生服务中心是我国医疗卫生体系中最基础的医疗卫生机构，其任务是负责所在社区群众的基本医疗服务、社区公共卫生防疫、社区群众的健康保健和医药卫生知识的宣传普及。从功能上来讲，其医疗工作与社会性工作并重，更加注重社区群众的健康保健和知识普及，更加突出“以人为本”的服务宗旨和体现“群防群治”的工作方针。

社区医疗服务中心的医务人员必须认真贯彻上述服务宗旨、工作方针，完成所赋予的各项工作任务，体现出社区医疗服务的特点。在社区医疗服务中心工作的检验技术人员，其岗位标准是要求通过培训并取得上岗证书的专业技术人员，热爱和熟悉社区卫生工作，严格执行《医务人员规范化服务标准》，能完成社区医疗服务所要求的各项临床检验工作；严格按照检验技术操作规程和生物安全规则进行工作，保证结果准确性和工作安全性；了解实验室管理方法，掌握室内质控和室间质评的操作和分析方法以及失控处理措施；掌握常用检验项目的临床意义，并具有为社区群众提供预防保健知识、健康咨询和人际交往的能力。

社区医疗服务对检验技术的要求是最基本的，主要包括血液常规检验、尿液常规检验、粪便常规检验和常用的生化检验，例如肝功能、肾功能、心肌损伤指标、血糖和血脂以及电解质检测，有条件的还应开展关于肠道传染病的细菌学检查和有关乙型肝炎的血清学检查。对于上述基本的检验项目、检测手段根据本地实际情况进行选择。一般来讲，血细胞分析仪、尿液分析仪和半自动生化分析仪是社区医疗服务中心临床实验室应具备的检验设备，并且社区医疗服务中心应能提供仪器正常运行所要求的环境条件。

所有临床检验操作必须严格按照我国卫生部出版的《全国临床检验操作规程》中的规范化程序进行或者根据所使用的仪器和试剂盒所规定的操作程序进行。各实验室应当将各项操作过程文件化，要求检验人员严格执行。检验质量是临床实验室工作的生命线，所有检验项目都应有质量控制措施。其一是室内质量控制措施，要按照规范化操作认真做好每日的室内质控，绘制质控图，并认真进行分析和评价，出现失控立即纠正；其二要参加当地临床检验中心组织的室间质评，保证成绩合格，争取优良。仪器和试剂关系到检验结果的准确与否，按照国家有关规定，应当使用符合法律程序审核或批准的仪器和试剂，在购买仪器和试剂前要认真审核“三证”，即工商营业执照、仪器或试剂经营执照和生产许可证或进口许可证。由于检验的标本来自病人，所以标本及其容器，以及进行操作的所有一次性消耗用品均为医疗废弃物，应当按照国务院颁发的《医疗废弃物管理办法》认真执行，禁止随意丢弃和与生活垃圾混装。病人的标本中可能具有传染性病原体，因此要加强实验室安全防护，做到既要保护操作人员的安全，又要防止病原体从实验室向外扩散。

社区医疗服务检验工作的特点在于更加注重公共卫生的安全问题和群众的健康保健问题，更加体现“以人为本”的思想和“群防群治”的方针，也就是社会大卫生的理念。如何防治高血压、糖尿病、心脑血管病、病毒性肝炎、肿瘤以及如何减轻肥胖、控制体重，如何正确指导新生儿和儿童的合理饮食，提高儿童和青少年的身体素质等都是社区群众非常关心的健康问题，检验技术人员由于本职工作的专业性可以发挥很大的作用。

总之，社区医疗服务有它自身的特点和要求，对检验技术人员的知识层面和社会工作能力及人际交往能力都有更高的要求，希望大家在工作中不断总结经验，提高自身素质和专业水平，为我国社区医疗服务的建设和发展作出贡献。

思考题

1. 社区医疗服务检验技术岗位标准是如何规定的？
2. 社区医疗中心检验工作特点有哪些？

（左大鹏）

第一章　血液检查

血液由血细胞和血浆两部分组成。正常成人血量占体重的 7%～9%，平均血容量为 5 升左右，其中血浆约占 55%、血细胞约占 45%。血细胞包括红细胞、白细胞和血小板。

血液通过循环系统与全身各个组织器官密切联系，参与机体呼吸、运输、防御、调节体液渗透量和酸碱平衡等各项生理功能活动，维持机体正常新陈代谢和内外环境平衡。在病理情况下，造血系统的各种疾患，除直接累及血液外，常影响全身组织器官；反之各组织器官的病变也可直接或间接地引起血液发生相应的病理变化。因此血液检查不仅是诊断各种血液病的主要依据，而且对其他系统疾病的诊断和鉴别也可提供许多重要信息，是临床医学检验中最常用、最重要的基本检查项目。

第一节　血液一般常规检查

血液常规检查过去仅指对红细胞和白细胞的数量和形态所进行的化验检查。随着自动血细胞分析仪的广泛应用，血液常规检验项目有所增加，除红细胞、白细胞、血小板的数量外，还增加了许多有关细胞体积分析的参数，为医生提供了更加完整的血细胞分析数据。

一、标本采集及抗凝剂应用

血液标本的采集可分为毛细血管采血法和静脉采血法。需血量较少的项目和检测方法可以用毛细血管采血法。自动血细胞分析仪需血量较多，提倡用静脉采血法。毛细血管和静脉之间，无论细胞成分和化学组成都存在一定程度的差异，在分析和比较结果时应予以考虑。需要做精确的测定时建议用静脉采血方法。

（一）毛细血管采血法

详见第七章技能培训部分。

（二）静脉采血法

采血的器材和操作步骤应严格遵守无菌操作原则和程序，有条件最好使用一次性真空采血器。静脉采血部位，成人多用肘前静脉，体胖者可用腕背静脉；婴幼儿常用颈静脉。采血的标准方法见表 1-1。

表 1-1　静脉采血法

寻找合适的静脉（肘窝以上 10 cm 处进行静脉加压 30～50 mmHg）
解除压力，消毒（75%酒精和碘酒或者安尔碘）
一手将穿刺区域的皮肤拉紧，另一手持针
保持 30°，针头朝下刺入静脉，不要将血管穿破
见到回血，轻轻拉动针栓，使针管形成负压，血液顺畅流入注射器或采血器
取出针头，用无菌棉球压迫止血，不要让患者弯曲胳膊（因为影响伤口愈合）

（三）抗凝剂

乙二胺四乙酸（DETA）二钾是血液常规检查最常用的抗凝剂，常用量为1.5～2.2 mg/ml血液，此抗凝剂不影响白细胞的数量和大小，对于红细胞影响也很小，且可以抑制血小板聚集，故用于血细胞计数和形态分析。但它不适用于做凝血因子和血小板功能试验。需要注意的是有个别病人的血小板对EDTA抗凝剂有抵抗作用，可以造成部分血小板聚集，引起血小板计数假性减低，这种病人的标本需要用枸橼酸钠作为抗凝剂才能得到准确的血小板计数结果。

枸橼酸钠：对凝血因子Ⅴ有较好的保护作用，故常用于凝血功能检查。红细胞沉降率测定也采用此抗凝剂，但与前者采用不同的浓度。

肝素：因其有使血小板趋向聚集的作用，不适用于血细胞的常规检查。

二、血细胞涂片和染色

详见第七章技能培训部分。

三、外周血白细胞分类计数

（一）计数方法

选择已经完成染色并已干燥的涂片进行计数。在涂片的体尾交界处染色良好的区域，油镜下按“城墙式”移动视野逐个计数100个白细胞，按其形态特征进行分类计数，得出各类白细胞所占的百分率。分类计数的同时还要观察其他种类细胞有无异常，详见第七章技能培训部分。

（二）外周血常见成熟白细胞形态

1. 中性杆状核粒细胞　圆形，直径为10～15 μm；胞核凹陷，多弯曲成带状，亦可呈马蹄形、S形、U形。核染色质粗，浓缩成团块状，染深红色。胞浆内有许多均匀细小的粉红色嗜中性颗粒。

2. 中性分叶核粒细胞　圆形，直径为10～15 μm；核分2～5个叶，叶间以核丝连接。核染色质更为粗糙，胞浆同中性杆状核粒细胞。

3. 嗜酸性粒细胞　圆形，直径为13～15 μm；核多分为两个叶，呈眼镜形或两个梨形；核染色质粗，紫红色。胞浆充满粗大、均匀、整齐、紧密排列的橘红色颗粒。

4. 嗜碱性粒细胞　圆形，直径为10～12 μm；胞核淡染，分叶不明显，核常被颗粒遮盖。颗粒呈紫黑色，大小不均，数量不多。

5. 淋巴细胞　分为大、小两种淋巴细胞。大淋巴细胞圆形或不规则，直径为12～15 μm；胞核圆形或椭圆形，常偏位；核染色质粗糙常呈块状；胞浆较丰富，天蓝色，透明，浆内有时可见到少量紫红色嗜天青颗粒。小淋巴细胞，圆形或椭圆形，直径为6～10 μm；胞核占细胞绝大部分，圆形或豆形，核染色质浓集成团块状，核膜明显；胞浆天蓝色，甚少，有时甚至完全不见，浆内偶可见到紫红色嗜天青颗粒。

6. 单核细胞　不规则的圆形或椭圆形，直径为15～25 μm；胞核形态不规则，常呈肾形、马蹄形或S形，常扭曲、折叠；核染色质呈疏松的网状结构；胞浆丰富，浆内均匀分布着灰尘样紫红色颗粒；胞浆边缘常不规则，偶见伪足状伸出。

（三）中性粒细胞核象

1．定义　指外周血中性粒细胞的分叶状况。

2．正常核象　以3叶核为主，分叶核与杆状核的比例为13∶1，没有幼稚细胞。

3．核左移　血片中以杆状核为主，或者同时伴有幼稚细胞出现。重度核左移（杆状核粒细胞＞25％）并出现更多的幼稚粒细胞，又称为类白血病反应。核左移常见于感染（尤其是化脓性感染）、急性中毒、急性溶血、急性失血等。

4．核右移　血片中5叶核以上超过3％，此时常伴有白细胞总数减少。核右移主要见于巨幼细胞性贫血、使用抗代谢药后、炎症恢复期；但在疾病进行期突然出现核右移，则表示预后不良。

中性粒细胞核象及其变化见图1－1。

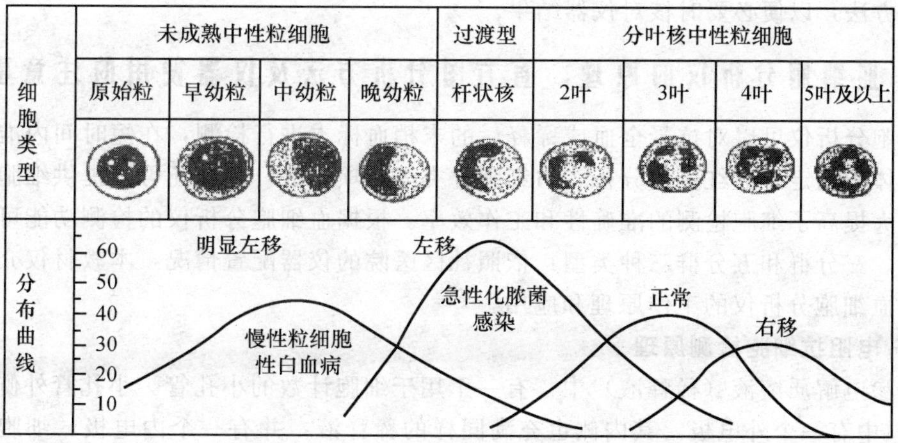

图1－1　中性粒细胞核象及变化示意图

（四）中性粒细胞中毒性变化

中性粒细胞的毒性变化　在严重传染病、各种化脓性感染、败血症、恶性肿瘤、中毒、大面积烧伤等病理情况下，中性粒细胞可发生以下变化：

1．细胞大小不均　表现为细胞胞体增大，细胞大小悬殊。

2．中毒性颗粒　胞浆中出现粗大、大小不等、分布不均、染色呈深紫红色或紫黑色颗粒，称为中毒性颗粒。

3．空泡变性　胞浆中出现单个或多个，大小不等的空泡，可能是细胞质发生脂肪变性所致。

4．杜勒小体（Döhle bodies）　中性粒细胞胞质中保留的局部嗜碱性区域，呈圆形或梨形云雾状天蓝色或蓝黑色，直径为1～2μm。

5．核变性　细胞核出现固缩、溶解及破碎的现象。

（五）异形淋巴细胞

在传染性单核细胞增多症、病毒性肺炎、流行性出血热、湿疹、过敏性疾病等病毒性感染或过敏原刺激下，可使淋巴细胞增生，并出现某些形态变化，根据形态分为以下三型：

1．空泡型　胞体比正常淋巴细胞大，多为圆形、椭圆形或不规则，核呈圆形、肾形或分叶状，常偏位；核染色质粗糙呈粗网状或小块状，排列不规则；胞浆丰富，染深蓝色，含空泡或呈泡沫状。

2. 不规则型　胞体较大，外形不规则，可有多数伪足；核形状及结构与空泡型相同或更不规则，染色质粗糙致密；胞浆丰富，淡蓝或灰蓝色，有透明感，边缘着色较深，一般无空泡，可见到少量紫红色嗜天青颗粒。

3. 幼稚型　胞体较大，核圆形或卵圆形；染色质细致呈网状排列，可见 1～2 个核仁；胞浆深蓝色，可有少数空泡。

四、显微镜血细胞计数方法

详见第七章技能培训部分。

虽然目前自动血细胞分析仪检测技术已经得到广泛应用，但检验人员仍需要掌握显微镜计数检测方法，以便必要时核对仪器结果。

五、血细胞分析仪的原理、直方图分析方法及仪器使用的注意事项

血细胞分析仪可以对抗凝全血或稀释后的末梢血标本进行检测，在短时间内准确给出细胞计数、体积测定、血红蛋白分析、白细胞分类等多项参数，此外还可以提供细胞分布的直方图，大大提高了细胞检测的准确性和工作效率。根据血细胞分析仪的检测功能可以将其分为两分群、三分群和五分群三种类型，依照社区医院的仪器配置情况，本教材仅介绍电阻抗法三分群血细胞分析仪的工作原理和应用。

（一）电阻抗细胞检测原理

在等渗电解质溶液（稀释液）中，有一个用于细胞计数的小孔管。小孔管外侧细胞悬液（稀释液）中有一个外电极。其内侧也充满同样的稀释液，并有一个内电极。细胞为相对不良导体，其导电性质比稀释液低，当有一个细胞通过小孔时，瞬间可引起电压变化而出现一个脉冲信号。脉冲数量的多少与细胞的数量成正比，脉冲的高低与细胞体积大小成正比。图 1－2 显示出血细胞计数仪应用电阻抗原理进行细胞计数及体积分析的方法及过程。

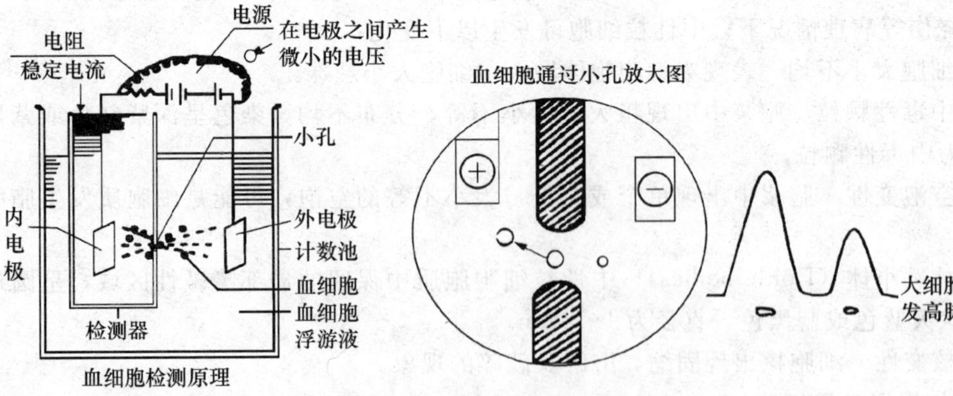

图 1－2　细胞计数的电阻抗原理

（二）工作原理

血细胞分析仪的工作原理见图 1－3。

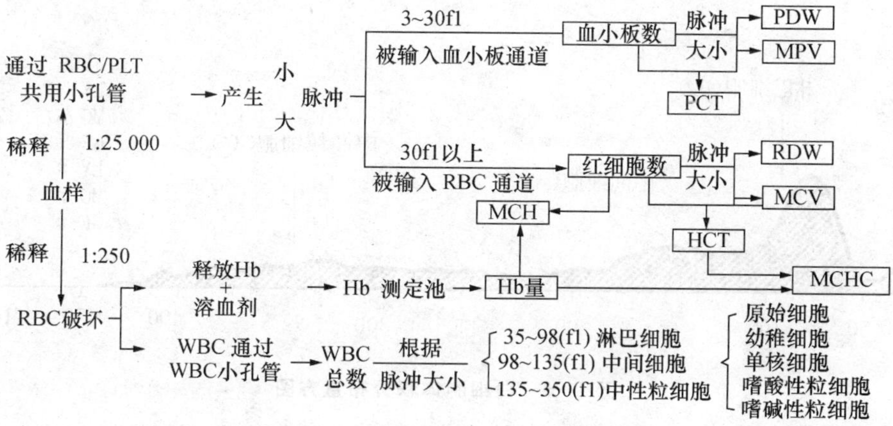

图 1-3 血细胞分析仪工作原理示意图

（三）直方图

许多仪器除给出细胞计数外，还提供细胞体积分布图形，这些可以表示细胞群体分布情况的图形被称为直方图。它可以显示出某一特定细胞群的平均细胞体积、细胞分布情况和是否存在明显的异常细胞群。直方图是由测量通过感应区的每个细胞脉冲累积得到，根据电阻抗原理可以在计数细胞数量的同时进行体积分析测量。如图 1-4 所示，左图为示波器显示的所分析细胞的脉冲大小，右图为相应的体积分布直方图，横坐标为体积，纵坐标为相对数量。

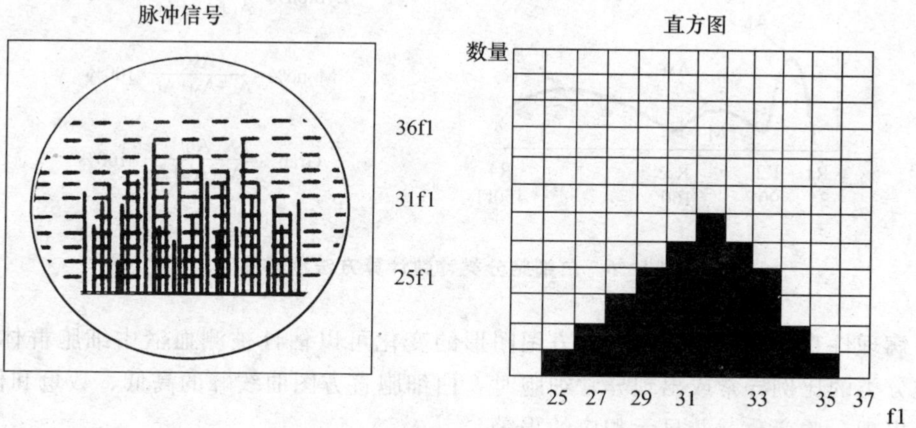

图 1-4 脉冲信号与直方图的关系

1. 白细胞直方图及分类计数方法

（1）正常白细胞直方图（见图 1-5，图 1-7a） 有 3 个峰的光滑曲线，从左至右有 3 个相应细胞群：第一群是小细胞区，体积范围为 35～95 fl，主要是淋巴细胞（Lymph），其峰较高。第二群是中间细胞区（Mono），体积范围为 95～150 fl，包括单核细胞、嗜酸性粒细胞、嗜碱性粒细胞，病理细胞，包括核象左移、各阶段幼稚细胞及白血病细胞等，其峰较低平。第三群是大细胞区，体积范围为 150～450 fl，主要是中性粒细胞（Gran），其峰较宽而低。

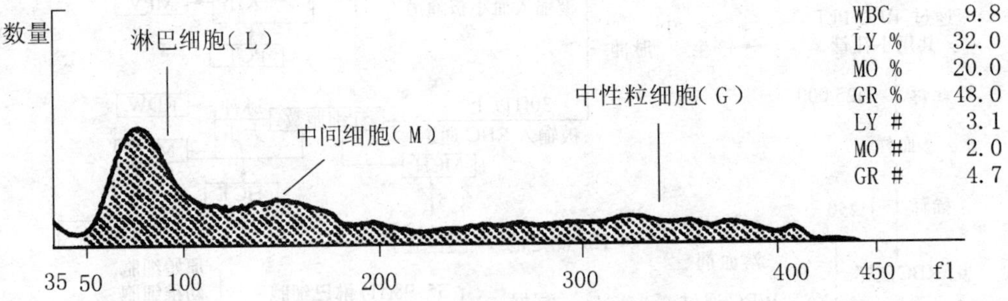

图 1-5 白细胞体积分布直方图

(2) 分类计算方法　电阻抗法得到的白细胞分类结果是根据各群细胞在白细胞直方图上所占面积的大小计算得来的（见图 1-6）。由于白细胞计数池中除加入一定量的稀释液外还加入了溶血剂，此溶血剂一方面使红细胞溶解，另一方面使白细胞浆经胞膜渗出，胞膜紧裹在细胞核和存在的颗粒周围。仪器将体积在 35～450 fl 范围内的颗粒认定为白细胞（不同厂家的仪器体积设定略有不同），并根据其体积大小在直方图上从左至右初步确认其相应的三个细胞群。仪器根据各细胞群占总体的比例计算出相应的百分比，结果与该标本的白细胞总数相乘，即得到各类细胞的绝对值。

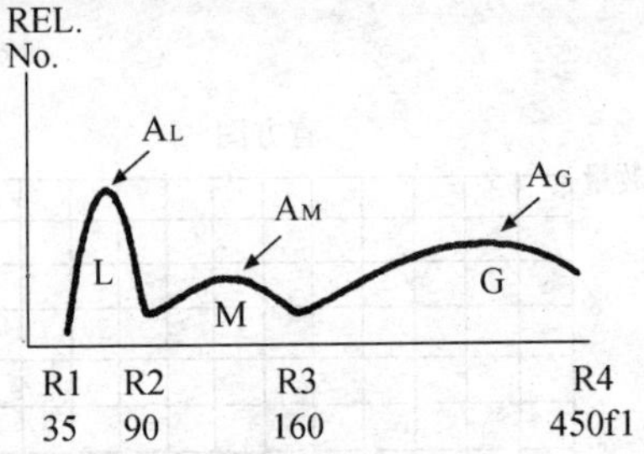

$$Lymph\% = \frac{A_L}{A_L + A_M + A_G} \times 100\%$$

$$Mono\% = \frac{A_M}{A_L + A_M + A_G} \times 100\%$$

$$Gran\% = \frac{A_G}{A_L + A_M + A_G} \times 100\%$$

图 1-6 白细胞分类计数计算方法示意图

(3) 病理性直方图　从白细胞直方图图形的变化可以估计被测血液中细胞群体的变化。当白细胞分类的比例异常或出现异常细胞时，白细胞直方图曲线峰的高低、数量和低谷区的特征将会出现一些变化，并显示相应的报警。

1) 中性粒细胞比例增高或淋巴细胞比例减低（图 1-7b）　白细胞直方图表现为粒细胞峰明显变大，淋巴细胞峰明显变小。类白血病反应的直方图与其相似，但由于外周血出现幼稚细胞，使中间细胞曲线有所抬高，请注意鉴别。

2) 中性粒细胞比例减低或淋巴细胞比例增高（图 1-7c）　白细胞直方图表现为粒细胞峰明显变小，淋巴细胞峰明显变大。此时应与淋巴细胞白血病直方图鉴别。

3) 单核细胞或异型淋巴细胞比例增高（图 1-7d）　白细胞直方图表现为在单个核细胞区出现一个明显的峰，其大小与该细胞比例增高的程度有关，因此，必须涂片染色后经显微镜确认。

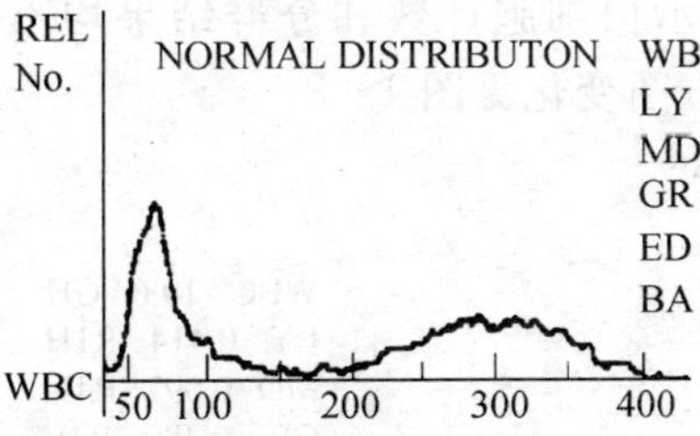

1-7a 正常白细胞

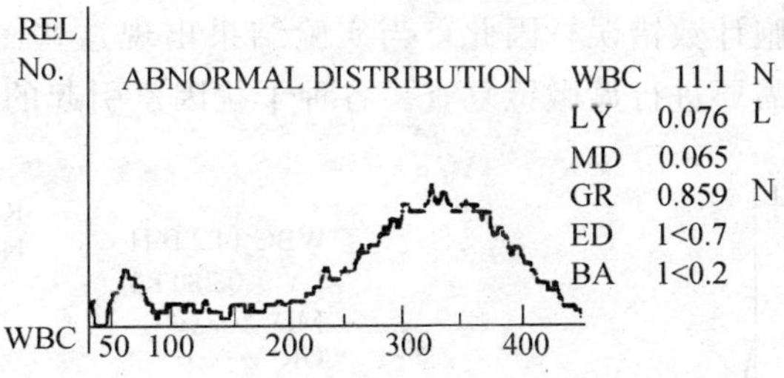

1-7b 中性粒细胞比例增高或淋巴细胞比例减低

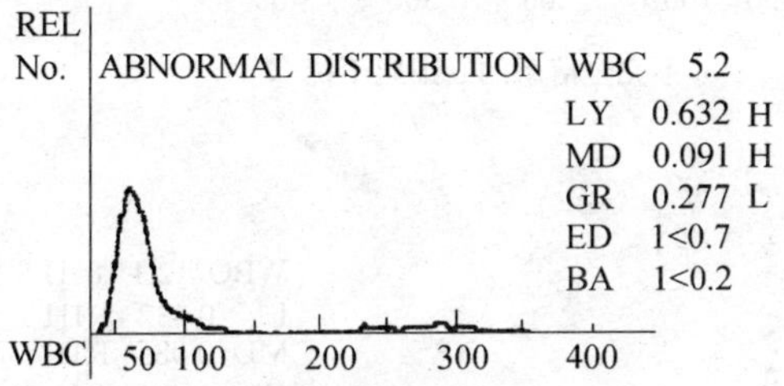

1-7c 中性粒细胞比例减低或
淋巴细胞比例增高

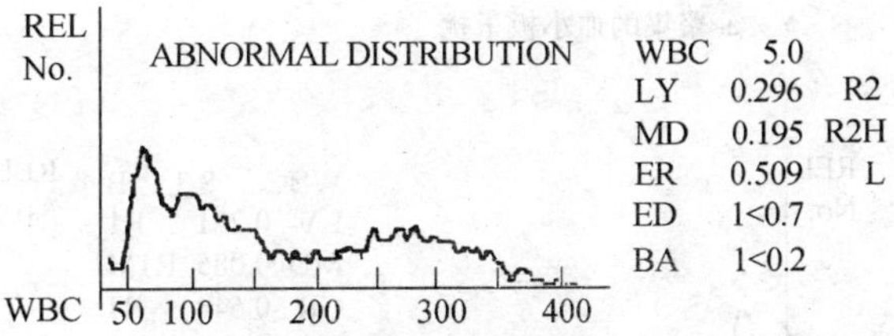

1-7d 单核细胞、嗜酸性粒细胞或
异型淋巴细胞比例增高

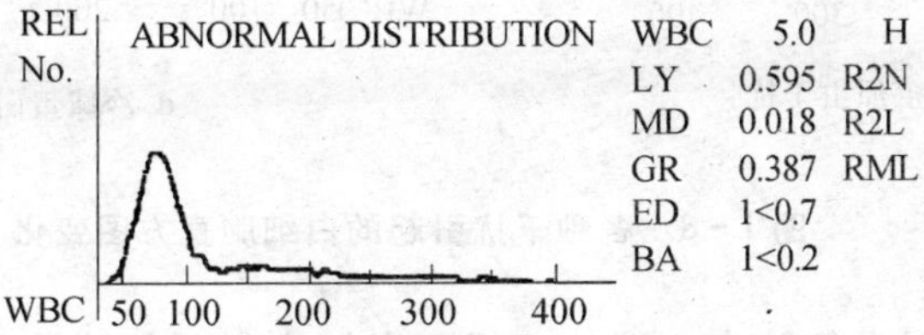

1-7e 急性或慢性淋巴细胞白血病

图 1-7 白细胞直方图变化与疾病的关系

4）嗜酸性粒细胞比例增高（图 1-7d） 白细胞直方图上也在单个核细胞区出现一个明显的峰，其大小也与嗜酸性粒细胞增高的程度有关，注意事项与单核细胞比例增高相同。

5）急性淋巴细胞白血病（图 1-7e） 白细胞直方图表现为淋巴细胞峰向单个核细胞区扩展变宽，其程度与原始及幼稚淋巴细胞的比例高低有关。

6）急性非淋巴细胞性白血病 白细胞直方图常以单个核细胞峰增高为主，并向淋巴细胞区和粒细胞区扩展，其异常峰的高低及扩展的程度与原始及幼稚细胞的比例高低有关。

7）慢性淋巴细胞白血病（图 1-7e） 白细胞直方图与正常淋巴细胞比例增高时相似，但淋巴细胞峰底略宽。

8）慢性粒细胞白血病 白细胞直方图表现为多区异常，为形状单一而分布广泛的图形，淋巴细胞峰可有可无，随淋巴细胞所占的比例大小而异。

注意：白细胞直方图呈单一曲线提示白血病可能。

9）其他异常对白细胞直方图的影响

某些病理性红细胞及新生儿红细胞对溶血剂有较强的抵抗力，使之不溶解或不完全溶解；存在有核红细胞或存在血小板聚集等，此时白细胞直方图也可发生相应的改变，并导致白细胞计数错误。因此，当实验结果出现这些图形时，提示白细胞计数和分群结果均不准确，需要进行显微镜复查。各种干扰因素引起的白细胞直方图变化见图1－8。

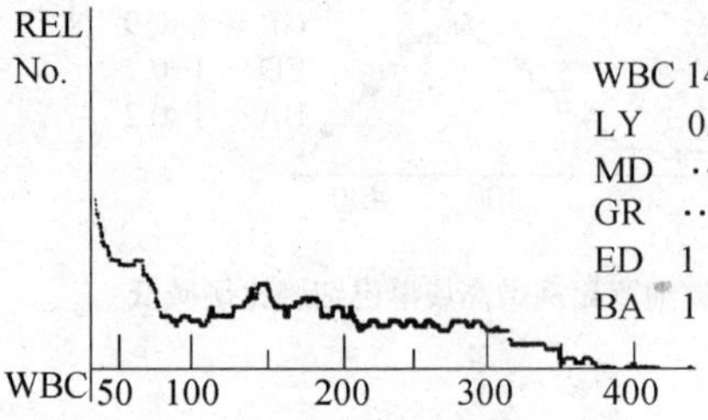

a. 聚集的血小板干扰

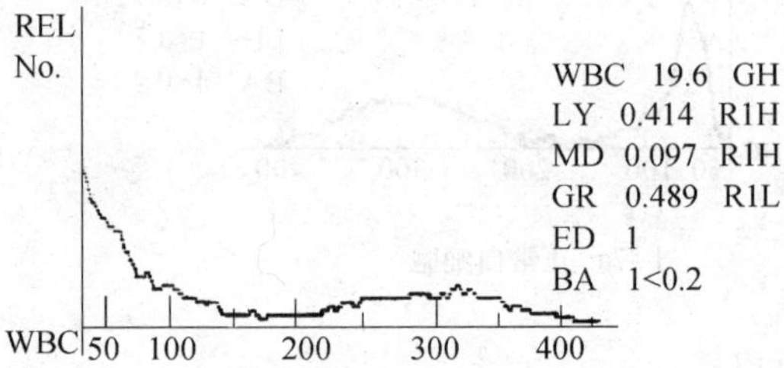

b. 不完全溶解的红细胞干扰

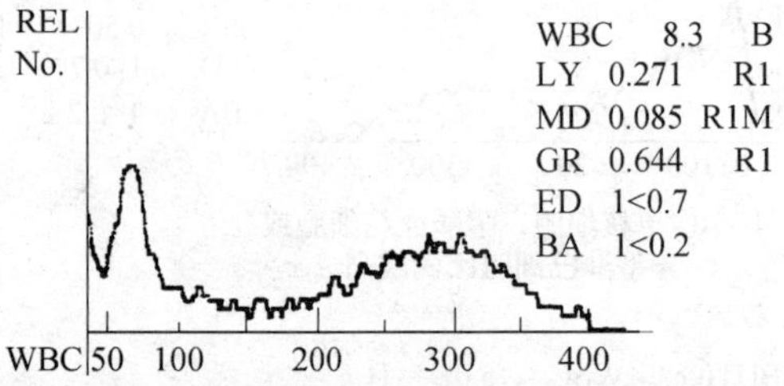

c. 有核红细胞或疟原虫干扰

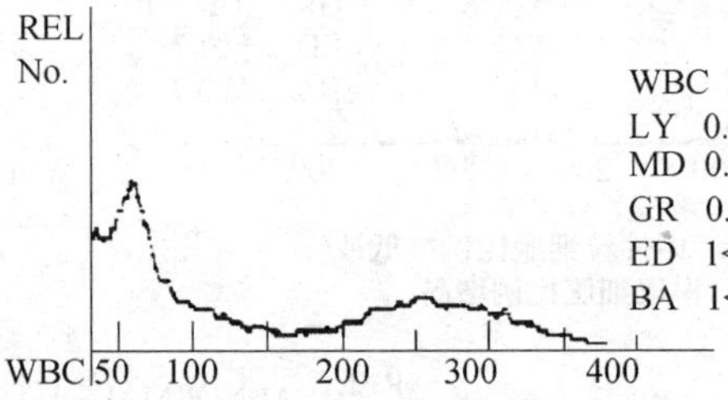

d. 冷球蛋白干扰

图1－8 各种干扰引起的白细胞直方图变化

综上所述，通过对白细胞直方图的分析可以初步判断各种类型白细胞的状况以及细胞计数的准确性。但直方图并不能显示出所有的异常，而且很多异常情况显示出的图形相似，很难区分，必须通过显微镜细胞分析方法做出确切的判断。所以自动血细胞分析仪并不能完全取代传统的显微镜分析方法。

2. 红细胞直方图　各种类型红细胞直方图见图1－9。

（1）正常直方图　正常红细胞大小较一致，红细胞直方图呈光滑的正态曲线（单峰）。峰值即红细胞平均体积，曲线底边宽度可显示出红细胞体积分布宽度（RDW）情况。红细胞大小检测范围一般在35～250 fl。同白细胞一样，不同厂家的检测范围有所不同。

（2）病理性直方图　缺铁性贫血的直方图，其特点为曲线波峰左移，峰底变宽，显示小细胞不均一性。轻型珠蛋白生成障碍性贫血的直方图，表现为波峰左移，峰底宽度正常，为典型的小细胞均一性贫血。巨幼细胞性贫血的直方图，治疗前直方图波峰右移，峰底增宽，显示明显的大细胞不均一性；治疗后，出现双峰形，说明治疗有效。红细胞冷凝集干扰的直方图在37℃水浴前测试，红细胞直方图的曲线峰明显变低，而且在150～250 fl可见一个很低的大细胞峰。标本在37℃水浴30 min后测试，红细胞各参数值和直方图恢复到实际状态。

应该指出，不同型号仪器的特点及使用稀释液不同，红细胞分布曲线的形状亦有差异，但反映病理变化的基本特征是相同的，上述内容只是描述的某一型号仪器的图形变化。在实际工作中，不同实验室应根据自身仪器的特点进行对比分析。

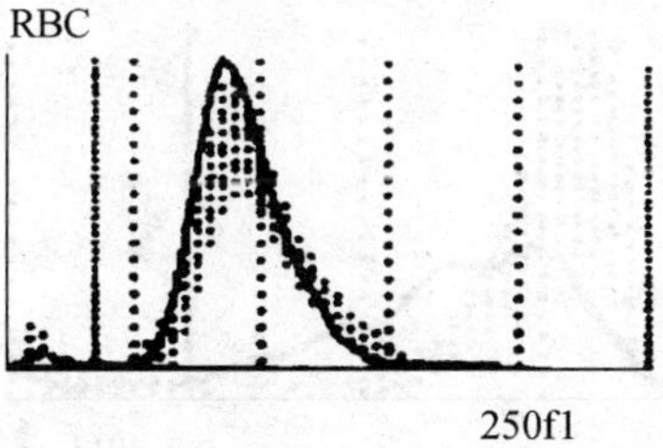

a. 正常红细胞

(MCV:89.4f1,RDW:13.8%)

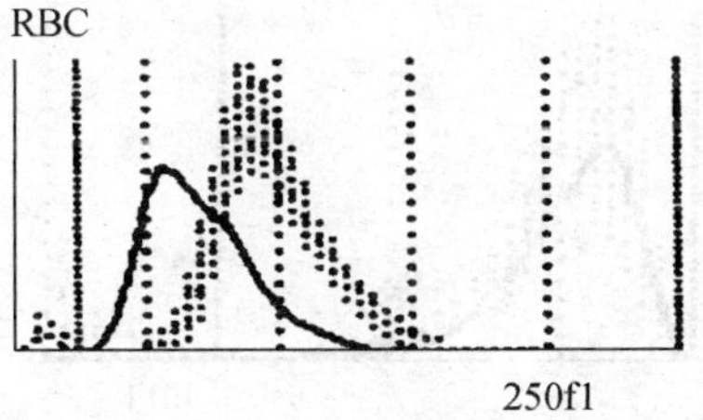

b. 缺血性贫血

(MCV:66.2f1, RDW:23.9%)

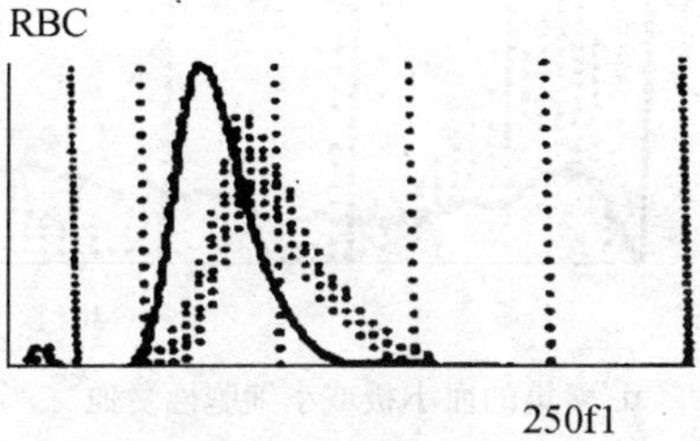

c. 轻型珠蛋白生成障碍性贫血

(MCV:71.9f1, RDW:13.3%)

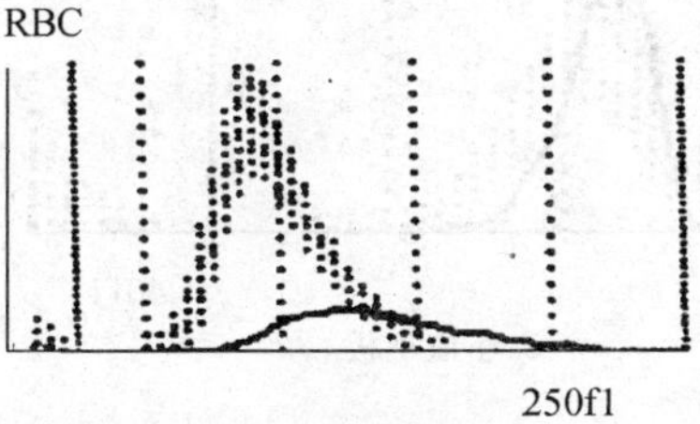

d. 巨幼细胞性贫血

(MCV:131.2f1, RDW:24.2%)

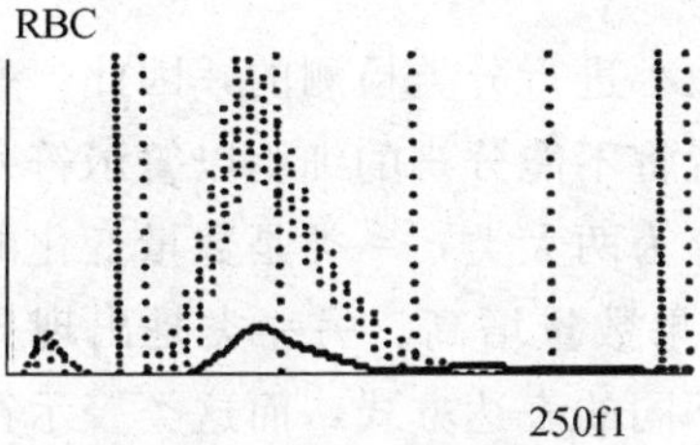

e. 红细胞冷凝集37°C水浴前

(RBC:0.95, MCV:122.1f1)

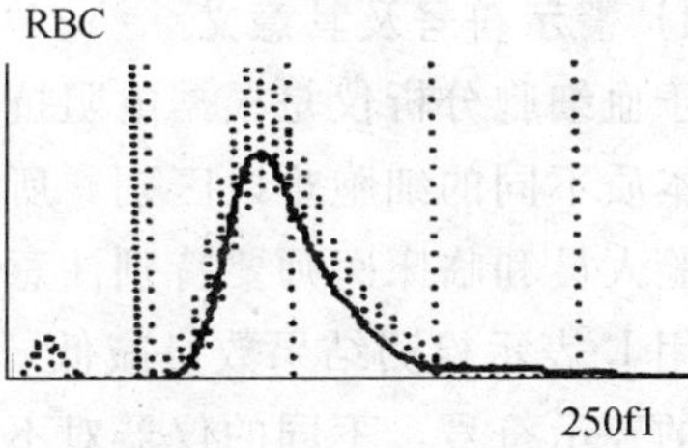

f. 红细胞冷凝集37°C水浴后

(RBC:3.075, MCV:100.0f1)

图 1-9 各种红细胞直方图

3. 血小板直方图 见图 1-10。

(1) 正常直方图 正常血小板直方图是一条光滑、峰偏左的偏态曲线，分布在 2～30 fl 范围。

(2) 异常直方图

由于血小板与红细胞在同一个通道内测量，而两者在体积上有明显的差异，故仪器设定了特定的阈值，一般设定为 30 fl，将高于阈值者定为红细胞，反之为血小板。但红细胞群体中的小红细胞或细胞碎片可落在血小板的阈值内，巨大血小板或聚集的血小板可被误认为红

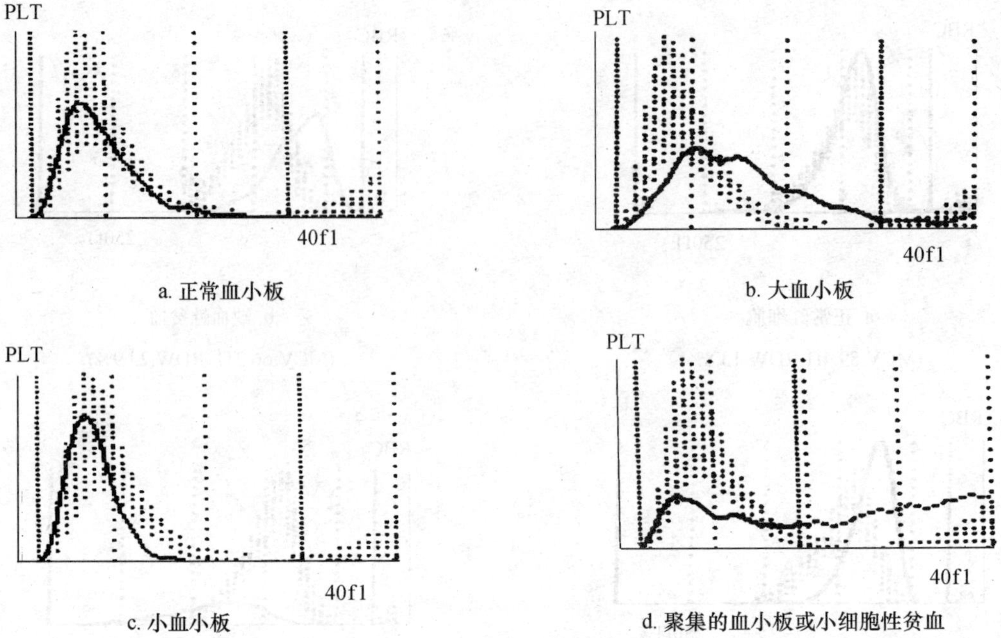

图 1-10　各种血小板直方图

细胞，这些均可从血小板直方图上反映出来。另外，乳糜微粒、冷球蛋白颗粒和红细胞冷凝集等也可干扰血小板计数结果，但血小板直方图无明显的变化。

（四）警示符号及其意义

由于血细胞分析仪是根据电阻抗原理对细胞体积大小进行分类检测的，因此，一些体积相似但本质不同的细胞难以区别。所以，仪器的设计者将不能分辨的细胞以警示符号的方式提示检验人员和临床医师要特别注意。警示符号一般分为两大类，一类是数量变化的警示符号，常用 L 表示检测结果数量减低，而 H 表示检测结果数量增高。另一类是出现异常细胞或物质的警示符号，不同的仪器对不同类别的细胞有不同的表达方式，而这类警示符号往往提示外周血中出现异常细胞，如幼稚细胞、异常淋巴细胞等，这种提示非常重要。我们在使用血细胞分析仪时一定要认真掌握这部分的知识。否则就会造成漏诊和误诊。

（五）其他血液检验项目的检测方法

1. 血红蛋白测定原理　稀释的血液加入溶血剂后释放出血红蛋白，后者与溶血剂结合形成稳定的血红蛋白衍生物。在特定波长（一般 530～550 nm）下比色，吸光度的变化与液体中的血红蛋白含量成比例。

血红蛋白参考值：成年男性：120～160 g/L，成年女性：110～150 g/L，新生儿：170～200 g/L。

2. 平均红细胞体积（MCV）、血细胞比容（Hct）的测定原理　绝大多数血细胞分析仪使用电阻抗法进行测定。红细胞通过小孔时，由于电阻抗作用，产生脉冲，脉冲的多少即是红细胞的数量，脉冲的高度取决于单个细胞的体积。脉冲高度叠加经换算即可得到血细胞比容。有的仪器先以单个脉冲高度计算 MCV，再乘以红细胞数得出血细胞比容。

3. 用电阻抗法进行白细胞计数　分析仪首先将血标本进行稀释（一般为1∶250），加入溶血剂将红细胞溶解，在白细胞池中利用电阻抗法（库尔特原理）计数白细胞。

4. 用电阻抗法进行红细胞和血小板计数　分析仪首先将血标本进行高倍稀释（一般为1∶25 000），在红细胞池中利用电阻抗法将大脉冲输入红细胞通道，将小脉冲输入血小板通道，从而得出红细胞和血小板数。

5. 平均红细胞血红蛋白含量（MCH）和平均红细胞血红蛋白浓度（MCHC）的检测原理　它们都是根据仪器检测的红细胞数、血细胞比容和血红蛋白含量的数据换算出来的，计算公式为：

$$\text{MCV (fl)} = \frac{\text{Hct}}{\text{RBC}}$$

$$\text{MCH (pg)} = \text{Hb/RBC}$$

$$\text{MCHC (g/L)} = \text{Hb/Hct}$$

其中MCV对应的是红细胞直方图曲线的波峰。

参考值：MCV：80～100 fl，MCH：27～34 pg，MCHC：320～360 g/L。

根据三个平均值参数可以对贫血进行形态学分类，见表1-2。

表1-2　贫血的形态学分类

贫血的形态学分类	MCV (80～100 fl)	MCH (27～34 pg)	MCHC (32%～36%)	病因
正常细胞性贫血	80～100	27～34	32～36	再生障碍性贫血、急性失血性贫血、骨髓病性贫血如白血病等
大细胞性贫血	>100	>34	32～36	巨幼细胞贫血及恶性贫血
小细胞低色素性贫血	<80	<27	<32	缺铁性贫血、珠蛋白生成障碍性贫血、铁粒幼细胞性贫血
单纯小细胞性贫血	<80	<27	32～36	慢性感染、炎症、肝病、尿毒症、恶性肿瘤、风湿性疾病所致的贫血

6. 红细胞体积分布宽度（RDW）测定原理　它是反映红细胞体积异质性的参数。红细胞通过小孔的一瞬间，计数电路得到一个相应大小的脉冲，不同大小的脉冲信号分别贮存在仪器内装计算机的不同通道，计算出相应的体积及细胞数，经统计处理而得RDW。在红细胞直方图上对应的是曲线底部宽度。正常参考范围为11.5%～14.5%。

7. 平均血小板体积（MPV）的检测　仪器利用电阻法将一定大小范围内的颗粒确定为血小板，并根据血小板大小分布曲线得出MPV值，即平整曲线所含的群体算术平均体积。

（六）仪器使用注意事项

1. 建立仪器使用操作规程，对操作人员进行必要的培训，严格按照操作规程进行操作。

2. 仪器评价　在细胞计数和血红蛋白测定方面，要根据标准的血液分析仪的评价方案，鉴定仪器测试标本的总变异、携带污染率、线性范围、可比性和准确性。

3. 按照要求对仪器进行校准。

4. 建立室内质量控制和室间质量评价和结果评价制度。

5. 按照厂家要求对仪器进行正确的维护和保养。

6. 注意标本采集和运送的要求。

7. 操作时应注意测试时的温度及环境对结果的影响，试剂的影响，病理因素对使用血液分析仪的影响等。

8. 如果发现仪器的计数结果明显异常，或者血细胞直方图异常，或者出现警示符号，都必须进行人工显微镜复查，尤其是血涂片检查，并以人工复查作为报告结果。

9. 分析后注意与临床医生保持密切联系，征求医护人员对检验结果的评价。

有关血液分析仪的使用、质控和维护详见第七章技能培训部分。

六、血细胞分析仪的校准与日常质量控制

（一）仪器校准

1. 目的　保证检测结果的准确性。

2. 校准时间的选择

（1）仪器投入使用之前　仪器生产厂家应提供该项服务。

（2）更换部件后　因更换部件后可能对检测结果的准确性产生影响。

（3）室内质量控制结果漂移　在排除仪器故障和试剂因素等原因后，应该对仪器进行校准。

（4）比对（室间质评）结果超出允许范围。

（5）常规实验室每半年应进行一次校准。

3. 一般要求

（1）必须对每一台新仪器进行校准。

（2）建立适合本实验室使用的校准程序　内容应包括校准物的溯源性、来源、名称以及保存方法，校准的具体方法和步骤，何时要进行校准，由何人负责实施等。

（3）开展室内质量控制　监测仪器测定结果。

4. 校准物

（1）来源　仪器配套校准物或新鲜人血。

（2）新鲜人血定值　直接或间接溯源至国际标准定值方法。

5. 校准方法

（1）仪器准备　首先用清洗剂对仪器内部各通道及测试室处理 30 分钟，确认仪器的背景计数、精密度以及携带污染率在说明书规定的范围内时，才可以进行校准。

（2）校准物准备

1）配套校准物　应严格按照厂商的说明进行校准。

2）新鲜血　用含 EDTA K_2 的真空采血管取健康人新鲜血 10 ml，每毫升血需要抗凝剂的浓度为 1.5～2.2 mg，要求新鲜血的 Hb、WBC、RBC、Hct 和 Plt 检测结果在参考范围内。将新鲜血混匀后平均分装于 3 个带盖塑料管内。取第一管，用二级标准检测系统或规范操作的监测系统（可提供定值服务的血细胞分析仪）连续检测 11 次，计算第 2～11 次检测结果的均值，以此均值为新鲜血的定值。其他两管新鲜血作为有定值的校准物用于仪器的校准。

（3）仪器校准　取第二管校准物，在待校准的仪器上连续检测 11 次，第 1 次检测结果

不用，以防止携带污染。基于第2～11次的各项检测结果计算出均值。

（4）校准分析：计算各个参数的均值与定值相差的百分数（不计正负号），计算公式为：

$$差异\% = \frac{均值 - 定值}{定值} \times 100\%$$

将计算结果与表1-3中的百分数差异标准进行比较，差异全部等于或小于表中的第一列数值时，仪器的校准系数不需要进行调整。差异大于表中的第二列数值时，需要请仪器维修人员查找原因并进行处理。差异在第一列和第二列之间时需要进行校准，调整校准系数。新校准系数的计算方法为：

$$新系数 = \frac{定值}{均值} \times 旧系数$$

（5）校准结果的验证 用第三管标本重复以上的测定和计算，如果差异大于第一列，需要按照上述方面重新校准，如果差异结果小于第一列数值则说明校准合格。

6. 对其他有关设备的校准 所有对血细胞分析仪测定结果的准确性有影响的实验设备，如稀释器、采血管、加样器、天平、温度计、湿度计等，在投入使用时都要定期进行校准。

表1-3 仪器校准的判别标准

参数	百分数差异	
	一列	二列
WBC	1.5%	10%
RBC	1.0%	10%
Hb	1.0%	10%
Hct	2.0%	10%
MCV	1.0%	10%
Plt	3.0%	15%

（二）室内质量控制

详见第六章第二节及第七章技能培训部分。

（三）室间质量评比

室间质量评比（质评）目前主要有两种形式：

1. 由国家或所在地有关机构组织的室间质评活动，每年进行若干次。每次发放若干不同批号的质评物，用户在收到质评物后，应按质评活动说明来保存质评物，并在指定日期进行测定。将测定结果填入质评回报表，在上报截止日期前寄回。组织者收到数据后，将不同品牌、不同型号的仪器分开编组并评价结果，然后将实验室的比对结果发回，以便了解实验室的工作质量。

2. 商业性室间质评活动：由血细胞分析仪生产商提供。用户以每天的室内质控活动为基础，将每月的质控结果回报给组织者，组织者收到回报后，将不同的品牌、不同型号的仪器分开编组，分别将各组全部实验室的结果计算出均值、SD、CV，将组内各实验室与组内全体均值、SD、CV比较结果寄还给各实验室，以便了解各自实验室的质量。

对室间质评结果超出允许范围的项目，实验室有关负责人要查找原因，实施对策，并记录所有处理过程。

七、常用血液指标临床意义

（一）白细胞计数及分类计数的意义

1. 参考值（不同地区人群略有差别）

白细胞总数：成人（4～10）$\times10^9$/L

成人白细胞分类计数参考值：

中性杆状核粒细胞 1%～5%

中性分叶核粒细胞 50%～70%

嗜酸性粒细胞 0.5%～5%

嗜碱性粒细胞 0～1%

淋巴细胞 20%～40%

单核细胞 3%～8%

2. 白细胞总数生理性变化

（1）年龄　新生儿白细胞较高，一般在 15×10^9/L 左右，出生 3～4 天后降至 10×10^9/L 左右，3 个月后逐渐降低至成人水平。整个婴儿期淋巴细胞均较高，至青春期与成人基本相同。

（2）日间变化　早晨较低，下午较高。

（3）运动、疼痛和情绪影响　均可使白细胞数量增加。

3. 中性粒细胞的临床意义　中性粒细胞是白细胞的主要成分，具有较高的运动能力、吞噬活性和复杂的杀菌系统，主要功能是吞噬入侵的细菌等病原微生物，防止病原微生物在体内扩散，并参与免疫复合物和坏死组织的清除。增多见于：1）急性感染和化脓性感染；2）中毒；3）急性出血、急性溶血和手术后；4）恶性肿瘤、粒细胞性白血病；5）心肌梗死等。减少见于：1）某些传染病，如伤寒；2）化学药品及放射损害；3）血液病，例如再生障碍贫血、骨髓增生异常综合征、急性白血病等；4）过敏性休克、重度恶病质；5）脾功能亢进和自身免疫性疾病。

4. 嗜酸性粒细胞的临床意义　有微弱吞噬作用，但基本上没有杀菌力。当某些变态反应、皮肤病、寄生虫病时增高。此外，由于肾上腺皮质激素可抑制嗜酸性粒细胞生成，而前者又与急性感染、手术、烧伤等应激状态有关，所以嗜酸性粒细胞计数可作为上述疾病病情变化的监测指标。此外，嗜酸性粒细胞减少是伤寒病的实验室特点之一。

5. 嗜碱性粒细胞的临床意义　数量较少，无吞噬作用，形态和功能与肥大细胞相似。临床意义不大。

6. 淋巴细胞的临床意义　淋巴细胞为人体主要免疫活性细胞。经抗原致敏后，可产生多种免疫活性物质，参与细胞免疫。观察淋巴细胞的数量变化，有助于了解机体的免疫功能状态。增多见于病毒性感染，例如传染性单核细胞增多症、百日咳，以及结核病、淋巴细胞性白血病等。减少见于严重化脓性感染、传染性非典型性肺炎、艾滋病、免疫缺陷、肾上腺皮质激素治疗后和放射病等。

7. 单核细胞的临床意义　具有强大的吞噬功能，可吞噬病毒、原虫、真菌、结核杆菌等病原微生物，还可吞噬组织碎片、衰老细胞、凝血因子、抗原抗体复合物等多种物质，还可吞噬抗原、传递免疫信息、激活淋巴细胞，在特异性免疫中起重要作用。增多见于亚急性细菌性心内膜炎、伤寒、疟疾、黑热病、活动性结核、单核细胞性白血病、急性感染性疾病恢复期。

（二）红细胞检测的临床意义

1. 红细胞计数的临床意义　参考值：男：（4～5.5）$\times10^{12}$/L；女：（3.5～5）$\times10^{12}$/L；新生儿：（6.0～7.0）$\times10^{12}$/L。不同人群、不同年龄其范围有所变化。

（1）生理性变化　新生儿在母体内处于生理性缺氧状态，红细胞和血红蛋白浓度均升高，出生两周后逐渐下降转为正常。感情冲动、兴奋、恐惧、冷水浴刺激等精神因素可使肾上腺素增多，导致红细胞和血红蛋白暂时增多。气压低、缺氧条件下可刺激红细胞代偿性增生，所以高山地区居民或登山运动员红细胞和血红蛋白均高于正常。长期多次献血，红细胞代偿性增多。妊娠中后期血浆量增多血液稀释，儿童造血原料相对不足及老人造血功能减退均可导致红细胞和血红蛋白减低，称为生理性贫血。

（2）病理性变化　红细胞减少主要见于各种贫血和血液病，贫血的原因分为造血原料不足、造血功能障碍、红细胞丢失或破坏过多。红细胞增多分继发性和原发性两类，继发性增多见于呕吐、腹泻、大量出汗、大面积烧伤等造成的大量失水，血浆量减少，血液浓缩和慢性缺氧，如先天性心脏病、肺源性心脏病、肿瘤等；原发性增多主要是真性红细胞增多症。

2. 红细胞体积分布宽度（RDW）的临床意义　参考值：11.5%～14.5%

（1）鉴别缺铁性贫血（IDA）和轻型珠蛋白结合障碍性贫血　前者 RDW 多为增高而后者多为正常。

（2）用于贫血的形态学分类　根据 MCV 和 RDW 两个参数结果将贫血分为小细胞均一性（MCV 减低，RDW 正常）、小细胞不均一性（MCV 减低，RDW 增高）、正细胞均一性（MCV 正常，RDW 正常）、正细胞不均一性（MCV 正常，RDW 增高）、大细胞均一性（MCV 增高，RDW 正常）、大细胞不均一性（MCV 增高，RDW 增高）六类。

表 1-4　根据 MCV、RDW 的贫血形态学分类

MCV	RDW	贫血类型	常见疾病
增高	正常	大细胞均一性贫血	部分再生障碍性贫血
	增高	大细胞非均一性贫血	巨幼细胞性贫血、MDS
正常	正常	正常细胞均一性贫血	急性失血性贫血
	增高	正常细胞非均一性贫血	再生障碍性贫血、PNH、G6PD 缺乏症等
减低	正常	小细胞均一性贫血	珠蛋白生成障碍性贫血、球形红细胞增多症等
	增高	小细胞非均一性贫血	缺铁性贫血

（三）血小板计数和体积测定的意义

1. 血小板计数的临床意义　参考值：（100～300）$\times10^{9}$/L。不同人种及地区的人群范围不完全相同。

（1）生理性波动　早晨较低，午后略高；春季较低，冬季略高；平原人群较低，高原人群略高；静脉血比末梢血高10%；月经前较低，月经后升高；妊娠中晚期升高，分娩后降低；运动后升高，休息后恢复。

(2) 病理性减少　见于血小板生成障碍（如再障）、破坏过多（如脾功能亢进、SLE）及过度消耗（如DIC、血栓性血小板减少性紫癜）导致血小板降低。

(3) 病理性增多　见于原发性血小板增多症、骨髓增生性疾病（慢性粒细胞性白血病、真性红细胞增多症）、急性大出血、急性溶血、急性化脓性感染、脾切除手术后导致血小板增多。

2. 血小板平均体积（MPV）测定的临床意义

(1) 鉴别血小板减少的原因　一般情况下，周围血小板破坏增多导致血小板减少者MPV增高；由于骨髓病变使血小板减少者MPV降低。

(2) MPV、大血小板指数和血小板直方图综合分析，有利于骨髓增生性疾病与反应性血小板增多的鉴别。

(3) 判断骨髓功能恢复情况　MPV越小，提示骨髓抑制越严重。MPV与血小板的功能相关。有出血倾向的患者MPV显著低于无出血倾向患者。

第二节　红细胞沉降率检查（魏氏法）

将抗凝血置于特制的血沉管中，红细胞在一定时间内沉降的速度，被称为红细胞沉降率（ESR），简称血沉。红细胞的沉降是多种因素互相作用的结果。

一、检测原理

血流中的红细胞主要因为胞膜表面所具有的负电荷等因素而互相排斥使细胞有一定间距，故彼此分散悬浮而下沉缓慢。如果血浆或红细胞本身发生改变则可使血沉发生变化，影响其增快的主要原因在血浆，而血沉增快的关键是红细胞间的排斥力减小而导致缗钱状聚集。此种聚集的红细胞团块与血浆接触的总面积减少，受到血浆的逆阻力减弱而易于下沉使血沉增快。现已公认血浆中带有正电荷的不对称的大分子物质纤维蛋白原是最强有力的促缗钱状聚集的物质，其次为γ球蛋白，再次为α、β球蛋白。白蛋白则相反，具有抑制缗钱状聚集的作用。血浆中的脂类物质对缗钱状聚集也有所影响，其中胆固醇、甘油三酯有促进作用，卵磷脂则有抑制作用。红细胞某些自身变化，如大小、形态、血红蛋白含量等也可轻度地影响血沉。综上所述，影响血沉的因素较多，血沉正常可能由于血浆、红细胞均无异常，但也可能是促进增快和抑制下沉两方面因素同时存在，共同制约的结果。

二、标本采集方法及操作

1. 试剂　109 mmol/L（32 g/L）枸橼酸钠溶液（室温保存不超过2周）

2. 操作方法

1）清洁试管一只，在2 ml容量处标记，加抗凝剂0.4 ml。

2）采集标本，将血加入试管至刻度，立即旋转混合。

3）用魏氏血沉管吸取上述混匀的标本至“0”刻度处，拭去管外附着的标本，将管立于血沉架上。不得倾斜，不得混入气泡。

4）于室温（18～25℃）中静置1小时，观察血浆的高度，记录红细胞下沉的毫米数。结果以mm/h报告。

3. 目前很多医院购买有自动血沉测定仪器，操作更为简便。具体方法应参照仪器说明书进行。

三、临床意义

健康人血沉数值波动于一个较狭窄的范围内，许多病理情况下血沉可明显加快。尽管血沉检查属于非特异性试验，但将其结果与临床资料相结合来考虑，则可对机体有无炎症、病变有无活动性、疗效如何等有重要参考价值。

1. 魏氏法血沉的参考值　男：＜15 mm/h；女：＜20 mm/h。

2. 增快

（1）生理性　年幼小儿，妇女月经期，妊娠3个月至产后1个月。

（2）病理性　急性炎症、结缔组织病、活动性结核、风湿热活动期、组织严重破坏、贫血、恶性肿瘤、高球蛋白血症等。

3. 减慢　临床意义较小。可因红细胞数量明显增多及纤维蛋白原含量严重减低所致。见于各种原因所致的脱水血浓缩、相对性及真性红细胞增多症和弥漫性血管内凝血。

第三节　血型检查

血型是人体血液的一种遗传表现，狭义地说是指红细胞抗原的差异，广义而言还包括白细胞、血小板所特有的抗原以及各种组织细胞、血浆蛋白质抗原成分的差异。本节将以红细胞ABO血型系统为中心进行介绍。

一、ABO血型系统的抗原抗体

根据红细胞上有或无A抗原或/和B抗原，将血型分为A型、B型、AB型以及O型4种。凡具有A凝集原的为A型；具有B凝集原的为B型；具有AB两种凝集原的为AB型；两种凝集原均不具备者为O型。ABO血型系统的人其血清中有两种不同的抗体（又称凝集素），即抗A与抗B凝集素。新生儿A、B抗原位点较成人少，一般在生后18个月时才能充分表现出抗原性，在测定血型时应注意。

二、ABO血型鉴定方法

（一）试管法

1. 取清洁小试管3支，分别标明抗－A，抗－B和抗－A＋B，用滴管分别将抗－A，抗－B和抗－A＋B分型血清各一滴于试管底部，再以滴管分别加入受检者5%红细胞盐水悬液1滴，混匀。

2. 另取清洁小试管3支，分别标明A、B和O细胞。用滴管分别加入受检者血清1滴于试管底部，再分别以滴管加入A、B和O型5%试剂红细胞悬液1滴，混合。

3. 立即以1000 r/min离心1分钟。

4. 轻摇试管，使沉于试管底的红细胞浮起，先以肉眼观察有无凝集（或溶血）现象。

如肉眼不见凝集，应将反应物倒于玻片上，再以低倍镜检查。

5. 观察结果时既要看有无凝集，更要注意凝集强度，此有助于A、B亚型，类B或cisAB的发现。按表1－5报告受检者红细胞ABO血型。

（二）玻片法

1. 取清洁玻片一张，用蜡笔划成方格，标明抗－A、抗－B和抗－A＋B，分别用滴管加抗－A、抗－B和抗－A＋B分型血清各一滴于所划区域，再各自加受检者2%的红细胞悬液1滴，混合。

2. 另取清洁玻片一张，用蜡笔划成方格，标明A细胞、B细胞和O细胞，用滴管各加受检者血清1滴，再分别用滴管加入A、B和O型试剂红细胞悬液1滴。

3. 将玻片不停地轻轻摇动，使血清与细胞充分混匀，连续15分钟，用肉眼观察有无凝集（或溶血）反应。也可以用低倍镜观察结果。按表1－5报告受检者红细胞血型。

表1－5 ABO血型的鉴定

分型血清＋受检者红细胞（正定）			受检者血型	受检者血清＋试剂红细胞（反定）		
抗－A	抗－B	抗－A＋B		A细胞	B细胞	O细胞
＋	－	＋	A	－	＋	－
－	＋	＋	B	＋	－	－
－	－	－	O	＋	＋	－
＋	＋	＋	AB	－	－	－

三、ABO血型系统的临床意义

1. 输血　输血前必须检查血型，选择血型相同的供血者，进行交叉配血，结果完全相配合时才能输血。目前提倡成分输血，既提高疗效也节约了血源。

2. 母婴ABO血型不合引起的新生儿溶血病　多发生在O型血母亲孕育A型血或B型血胎儿时。诊断主要依靠血型的血清学检查做出。

3. 器官移植　受者和供者的ABO血型必须相符合才能移植。

思考题

1. 请分别说明三分法血细胞分析仪的计数原理，工作流程。
2. 直方图的形成和各类血细胞正常直方图曲线特点和含义。
3. 直方图曲线发生变化的原因有哪些？请分别说明。
4. 血液检查质量保证措施有哪些？
5. 贫血的诊断和形态学分类。
6. 中性粒细胞核象、核象变化的临床意义、中毒性改变的形态学特点以及异常淋巴细胞的形态学特点分别是什么？
7. 影响血沉的因素有哪些？
8. ABO血型鉴定的方法。

（孙　苻）

第二章　常规体液检验

体液检验包括尿液、粪便、前列腺液、阴道分泌物、精液、痰、胃和十二指肠液、脑脊液、浆膜腔积液和关节腔积液检查。根据社区医疗服务的基本需要，主要开展尿液和粪便的常规检查。

第一节　尿液检验概述

尿液是肾脏的产物。原尿通过肾小球基底膜有选择性地滤过和肾小管及集合管的重吸收，最终经过输尿管、膀胱和尿道排出体外，对清除体内代谢产物、维持水、电解质和酸碱平衡起着重要的作用。通过尿液检查不仅可以发现泌尿系统各个器官的疾病，而且对某些全身性疾病和其他系统的疾病，如糖尿病、胰腺炎、系统性红斑狼疮、多发性骨髓瘤也有重要的诊断意义。临床医生在为病人治疗中常会使用一些对肾脏有毒性的药物，例如氨基苷类抗生素、头孢菌素类抗生素、解热镇痛剂、非甾体类抗炎药、细胞毒药物和免疫抑制剂，在使用过程中为了防止药物性肾损害的发生也需要定期或不定期地检查尿液。

常规尿液检验主要包括理学检查、化学成分检查和有形成分检查三个方面。检验方法分为传统的化学试剂检测、显微镜检查和近年来发展起来的干化学试带法及相关的尿液分析仪检测。两类检测的原理不同，试带法和尿液分析仪检验只能作为泌尿系统疾病的过筛试验，不能作为诊断泌尿系统疾病的确证方法。当试带法和尿液分析仪检验全部项目为阴性结果时，基本上排除了泌尿系统疾病的可能性。但是当试带法和尿液分析仪检验项目中蛋白、隐血试验、白细胞和亚硝酸盐试验之中有任何一项出现阳性结果，都必须进行显微镜检查和传统的尿蛋白定性或定量试验加以核实和确认，决不能以试带法和尿液分析仪的检查结果诊断疾病。

第二节　尿液标本的收集

用清洁干燥的一次性容器留取标本，最好使用带盖的容器，避免污染。成年女性留尿时，应避开月经期，防止阴道分泌物混入尿液。标本应在半小时之内送检，检验时间不能超过标本留取后 1 小时。

尿液检查一般以清晨首次尿为好，可提高对蛋白、细胞和管型检查的阳性率。随机标本常用于门诊和急性检查。餐后尿是指午餐后 2 小时留取的尿液，对病理性糖尿、蛋白尿检测较敏感。做尿液细菌学检查时，一定要进行外阴和尿道口的清洗和消毒，并留取中段尿，容器必须是无菌的。

第三节　尿液的理学检查

理学检查主要包括尿量、外观、气味、酸碱性和比密（比重）。

1. 尿量

正常成人24小时尿量为1000～2000 ml。超过2500 ml为多尿，常见于糖尿病、尿崩症、慢性肾脏疾病和急性肾功能衰竭多尿期。服用利尿剂后也可有暂时性多尿。每日尿量不足400 ml或每小时不足17 ml为少尿，而低于100 ml为无尿。少尿和无尿分为：肾前性，如休克、脱水、心力衰竭等；肾性，如各种肾脏疾病，特别是尿毒症；肾后性，如结石、尿路狭窄、肿瘤压迫等。

2. 外观

正常新鲜尿液清澈透明，一般为淡黄色至深黄色，其颜色变化与饮水量、食物、药物有关。新鲜尿发生浑浊可能与无机盐结晶有关，不一定属于病理情况。但是如出现以下外观改变则为病理情况，需引起重视。

(1) 血尿　尿液中有一定量的红细胞，尿液呈淡红色云雾状、洗肉水样或混有血块。每升尿液中血量超过1 ml，尿液就可呈现淡红色，为肉眼所见，称为肉眼血尿；如尿液外观颜色正常，但尿液经离心沉淀后，在显微镜高倍镜视野红细胞平均多于3个，称为镜下血尿。血尿原因很多，如炎症、结石、结核、肿瘤、出血、外伤等。

(2) 血红蛋白尿和肌红蛋白尿　红细胞大量破坏后大量血红蛋白释放在血液中，随尿排出，使尿液呈浓茶色、红葡萄酒色或酱油色，称为血红蛋白尿。见于严重的血管内溶血，如血型不合的输血反应、阵发性睡眠性血红蛋白尿（属于一种溶血性贫血）等。肌红蛋白尿主要见于挤压综合征、缺血性肌坏死等。

(3) 胆红素尿　尿液内含有大量的结合胆红素，尿液呈豆油样改变，振荡后出现黄色泡沫且不易消失，见于阻塞性黄疸和肝细胞性黄疸。

(4) 脓尿和菌尿　尿液内含有大量脓细胞、炎症渗出物或细菌，尿液呈白色混浊（脓尿）或云雾状（菌尿），加热或加酸不能使混浊消失，见于急性尿路感染、淋病等。

(5) 乳糜尿　尿液呈稀牛奶状称为乳糜尿，见于丝虫病。

3. 气味

正常新鲜尿液略有酸味。新鲜尿液如有氨味，见于慢性膀胱炎和尿潴留；蒜臭味见于有机磷中毒。糖尿病酮症酸中毒时，尿液有烂苹果味。苯丙酮尿症患儿的尿有鼠臭味。

4. 酸碱度

由于肾小管泌氢的功能，尿液偏酸性，pH约为6.5。饮食和药物都会影响尿液酸碱度的变化，所以正常尿液的pH值可波动在4.5～8.0之间。当机体内发生酸碱平衡紊乱时，尿液pH值也会随之变化。但是如果多次检查尿液pH值增高要高度警惕肾小管酸中毒，该病有原发和继发两种情况。

5. 比密

尿的比密与饮水量关系很大，正常人尿比密范围在1.015～1.025之间，晨尿最高，一般大于1.020，婴幼儿尿比密较低。如果反复检查尿比密维持在1.010上下，则要考虑有无肾小管浓缩和稀释功能障碍，见于慢性肾盂肾炎、慢性肾炎等。

第四节 尿液生化检查

生化检查包括蛋白、糖、酮体、胆红素、尿胆原、隐血试验、白细胞、亚硝酸盐试验和维生素 C。

一、尿蛋白检验

(一) 干化学法

1. 检验原理

测定基于“指示剂蛋白误差”原理，即蛋白可以改变某些酸性指示剂的颜色而不会改变 pH 值。溴酚蓝（指示剂）经缓冲后 pH 值为 3，在没有蛋白存在的溶液中为黄色。蛋白质能与溴酚蓝起颜色反应，如果尿液中有蛋白，则颜色根据浓度情况变为绿色或蓝色，蛋白质含量的多少与颜色深浅成正比。

2. 方法学评价

该方法对白蛋白比球蛋白敏感，测量球蛋白的敏感性仅是白蛋白 1/100～1/50，尿液中球蛋白常不易被检测，因此如果是以球蛋白为主的蛋白尿，如非选择性蛋白尿和本周蛋白尿可出现假阴性结果。这时最好使用磺柳酸法和双缩脲法进行定性试验或定量测定。

试纸法测定尿蛋白操作简单快速、敏感性高，但在使用中应注意：①尿液必须新鲜，变质的尿液产生 pH 变化影响试验结果，可能产生假阳性。②病人服用奎宁和嘧啶等药物引起的强碱性尿时，会出现假阳性结果。鉴别方法是用稀醋酸将尿液 pH 值调至 5～7，再行实验，借以区别是否由于强碱性尿而导致的假阳性。③许多药物可影响尿蛋白检查的结果，例如大剂量青霉素可使之产生假阴性结果。④标本内含有其他分泌物或含有较多细胞成分时，可引起假阳性。

所以，NCCLS 建议磺柳酸法作为模块检测尿蛋白的参比方法。

(二) 传统尿蛋白检验

1. 定性试验

常用的有加热醋酸法和磺基水杨酸法等。

1) 加热醋酸法　原理是加热煮沸使蛋白变性、凝固，然后加酸使尿 pH 接近蛋白质等电点（pH4.7），有利于已变性蛋白下沉，同时可消除尿液中某些磷酸盐因加热析出所致的混浊。此方法干扰因素少，但如加酸过少或过多，都会导致远离等电点，使阳性减弱。如尿中盐浓度过低，也可出现假阴性。本法检测尿蛋白的敏感度为 0.15 g/L。

2) 磺基水杨酸法　原理是在略低于蛋白质等电点的 pH 条件下，带有正电荷的氨基与带有负电荷的磺基水杨酸根相结合，形成不溶性蛋白质盐而沉淀。此方法操作简单，白蛋白、球蛋白和本周蛋白均可发生反应。但当患者使用青霉素钾盐、SMZ、PAS 和有机碘造影剂后，或在高浓度尿酸、草酸盐及黏蛋白等情况下均可发生假阳性，但加热煮沸后消失，有别于蛋白尿。本法检测尿蛋白的敏感度为 0.05～0.1 g/L。

2. 定量测定

有多种方法，如沉淀法、比浊法（磺基水杨酸-硫酸钠法）、比色法（双缩脲法）、染料结合法（考马斯亮蓝法、丽春红法、溴酚蓝法和邻苯三酚红钼法）和免疫测定法等，可根据实验室条件进行选择。

二、尿糖检验

1. 干化学法检验原理

干化学法检测尿糖只针对尿液中的葡萄糖，而不像传统的斑氏法（硫酸铜法）还可与其他糖分进行反应（如果糖、乳酸、戊糖等）。干化学测定尿糖的原理是基于葡萄糖氧化酶法，即葡萄糖氧化酶把葡萄糖氧化成葡萄糖醛酸和过氧化氢，后者再由过氧化氢酶催化释放出新生态氧（O），使色源呈现不同的颜色变化。反应式如下：

$$\text{葡萄糖} + \text{氧（空气中）} \xrightarrow{\text{葡萄糖氧化酶}} \text{葡萄糖酸} + \text{过氧化氢}$$

$$\text{过氧化氢} + \text{显色集团} \xrightarrow{\text{过氧化氢酶}} \text{显色氧化物} + \text{水}$$

2. 方法学评价

此法优点在于特异性强，只与葡萄糖反应。灵敏度高，葡萄糖含量为0.3～0.5 g/L即可出现弱阳性。但是尿液内含有对氧亲和力较强的还原性物质（如维生素C）可与干化学法试纸上的试剂发生竞争性抑制反应呈假阴性。此外当尿糖浓度较低时（例如低于14 mmol/L）可造成假阴性结果。

三、尿酮体检验

1. 干化学法检验原理

酮体测定属于硝普盐反应，检测尿酮体的模块中含有亚硝基铁氰化钠可与尿液中的乙酰乙酸、丙酮产生从浅黄色到紫红色的反应。

2. 方法学评价

本方法对乙酰乙酸的敏感性为5～10 mg/dl，对丙酮仅为40～70 mg/dl，不与β-羟丁酸起反应。结果分析时应特别注意不同病因引起的酮症，酮体的成分可不同，即使同一病人在不同病程时也会有差异。在糖尿病酸中毒早期病例中，主要酮体形式是β-羟丁酸，乙酰乙酸很少或缺乏，此时测量可导致假阴性；而在糖尿病酮酸中毒症状缓解之后，乙酰乙酸含量反而比初始急性期含量高，检测结果又会影响医生对病情的正确估计。因此检验人员必须注意病程发展，与临床医生共同分析实验结果的可靠性。由于尿酮体中的丙酮和乙酰乙酸都具有挥发性，乙酰乙酸更易受热分解成丙酮，尿液被细菌污染后，酮体消失，因此，尿液必须新鲜，及时送检。某些含有巯基的药物，如巯甲丙脯酸可引起假阳性反应，某些仪器由于受分辨率的制约也可能产生假阳性结果。

四、胆红素和尿胆原检验

1. 干化学法检验原理

尿胆红素测定原理是结合胆红素在强酸性介质中，与2，4-二氯苯胺重氮盐起偶联反应呈紫红色。尿胆原测定原理是在强酸条件下尿胆原和对-甲氧基苯重氮四氟化硼发生重氮盐偶联反应，生成胭脂红色化合物。

2. 方法学评价

检测中注意：①标本必须新鲜并避光，以免胆红素在阳光照射下成为胆绿素；尿胆原氧化成尿胆素，造成检测结果偏低或出现假阴性反应。②尿液中含高浓度维生素 C 和亚硝酸盐时，抑制偶氮反应使尿胆红素呈假阴性；当患者接受大剂量氯丙嗪治疗或尿中含有盐酸苯偶氮吡啶的代谢产物时，可呈假阳性。③尿液中一些内源物质如胆色素原、吲哚、胆红素等可使尿胆原检查结果出现假阳性，一些药物也可产色干扰试验结果。

五、尿隐血检验

1. 干化学法检验原理

尿液中红细胞内的血红蛋白或其破坏释放的血红蛋白均含有亚铁血红素，后者具有过氧化氢酶样活性，可使氧化物分解释放出新生态氧（O），（O）能使无色的邻甲联苯胺（或者四甲替联苯胺）变成蓝色的物质呈现出从绿色到暗蓝色反应。

2. 方法学评价

因为不同型号的试纸带的敏感度不同，使用时必须注意批间差。一般敏感度是游离血红蛋白 0.015～0.06 mg/dl，红细胞 5～20 个/微升。该法既可对完整的红细胞反应又能测定游离的血红蛋白量，无法鉴别血尿和血红蛋白尿，因此报告时要了解临床诊断，综合分析，排除两者对检测结果的相互影响。肾病患者终尿中的红细胞由于各种因素变形、裂解使血红蛋白溢出，可导致仪器法与目测法的差异。在红细胞浓度大于 20～30 个/微升，标本放置时间过长，尿液渗透压低（<300 mOsm/kg H_2O）或比重<1.010 时，由于红细胞的破坏，其测定结果偏高。血红蛋白尿和肌红蛋白尿可造成对血尿的假阳性结果。尿液被次氯酸盐和细菌过氧化物酶的污染，也可出现假阳性结果。尿液中高浓度的维生素 C 可出现假阴性结果。

六、白细胞检验

1. 干化学法检验原理

基于粒细胞浆内含有脂酶可作用于模块中的吲哚酚脂，并与重氮盐反应形成紫色缩合物，其颜色深浅与细胞的多少成比例关系。

2. 方法学评价

操作时应注意：尿液标本必须新鲜，留尿后尽量立即测定，以免白细胞破坏，导致试纸法与镜检法人为的实验误差。此法只能检测粒细胞，并不与单核细胞、淋巴细胞反应，在肾移植病人发生排异反应时尿中以淋巴细胞为主或其他病因引起的单核细胞尿时会产生阴性结果。尿液中污染甲醛或高浓度胆红质或使用某些药物时，可产生假阳性；尿蛋白大于 5 克/升或尿液中含有大剂量头孢氨苄或庆大霉素等药物时，可使结果偏低或出现假阴性结果。

造成干化学法检验尿液血细胞误差的原因见表 2-1。

表 2-1　干化学法造成尿液中红细胞和白细胞检测假阳性和假阴性的原因

试验结果	常见原因
红细胞	
假阳性	尿液中含有对热不稳定酶、肌红蛋白、菌尿、低比密尿、尿 pH 增高
假阴性	大量维生素 C（>100 mg/L）、大量蛋白尿、高比密尿、pH<5.0、样品未混匀、试纸条 Hb 灵敏度未达到 150 mg/L

续表

试验结果	常见原因
白细胞	
假阳性	高浓度胆红素尿、服用呋喃坦啶等药物
假阴性	高比密尿、大量蛋白尿（>5g/L）、大量尿糖（10～20g/L 以上）、使用大剂量头孢氨苄、庆大霉素后以及尿中有高浓度草酸

七、尿亚硝酸盐检验

1. 干化学法检验原理

大多数尿路感染是由大肠杆菌引起的，正常人尿液中含有来自食物或蛋白质正常代谢产生的硝酸盐。当尿液中大肠杆菌增殖时，可将尿液中硝酸盐还原成亚硝酸盐，亚硝酸盐可将模块中对氨基苯砷酸重氮化而成重氮盐，重氮盐与1，2，3，4-四氰并喹啉-3酚偶联使模块产生粉红色，借以诊断患者是否被大肠埃希菌感染。其检出敏感度为0.03～0.06 mg/dl。

2. 方法学评价

尿液中亚硝酸盐检出率受感染细菌是否含有硝酸盐还原酶，食物中是否含有适量的硝酸盐和尿液标本是否在膀胱停留间隔4小时以上三方面的影响，符合上述三个条件，此实验的检出率为80%，反之呈阴性结果。因此本实验阴性并不能排除菌尿的可能，如果引起泌尿系统感染的致病菌（例如粪链球菌）不含有硝酸盐还原酶，此试验为阴性结果。同样亚硝酸盐试验阳性也不能完全肯定泌尿系统感染，因为标本放置过久或污染也可呈假阳性，应结合其他尿液分析结果，综合分析得出正确的判断。大量维生素C也可造成假阴性结果。

八、尿比密检验

1. 干化学法检验原理

是采用经过处理的多聚电解质的pKa改变与尿液离子浓度相关，试纸条中的多聚电解质含有随尿标本中离子浓度变化而解离的酸性基团；离子浓度越大，酸性基团解离越多，使模块中的pH改变。这种改变可由模块中的pH指示剂的颜色变化显示出来，进而换算成尿液的比重值。

2. 方法学评价

在应用中应注意：①尿液标本必须新鲜，不能含有强碱、强酸性物质，当尿液pH≥7时，应在测定结果的基础上增加0.005作为由于尿液pH损失的补偿。②尿液中非离子化合物增多时，可导致尿比重悬浮法和折射仪法测定结果偏高，而试纸法只与离子浓度有关，不受影响。③尿液中蛋白增多时，三种方法都有不同程度的增加，以试纸法最为明显，折射仪法次之。④试纸法不宜用于新生儿尿比重检查，这可能是由于新生儿尿比重在1.002～1.004之间的缘故。NCCLS建议折射仪结果作为尿试纸的参比方法，比重计法不再使用。

九、尿酸碱度（pH）检验

1. 干化学法检验原理

采用指示剂法，检测模块区含有甲基红（pH域值为4.6～6.2）和溴麝香甲酚蓝（pH

域值为6.7～7.5)，两种酸碱指示剂适量配合可反映尿pH4.5～9.0的变异范围。

2. 方法学评价

检测时尿标本必须新鲜，放置过久细菌分解尿液成分可导致pH改变。试纸条应按规定的时间浸泡，浸尿时间过长，尿pH呈减低趋势。尿pH检测不仅可以了解体内酸碱平衡情况，还可监控尿pH变化对其他模块区反应的干扰作用，如尿蛋白测定、尿比重测定均受尿pH影响。

十、维生素C检验

采用还原法，灵敏度约为50～100 mg/L。设立尿液维生素C检验的目的是为了帮助检验人员和临床医生在分析干化学检测结果时排除维生素C对某些项目的影响。因为尿液中维生素C增加，可抑制尿液隐血试验、胆红素试验、葡萄糖试验和亚硝酸盐试验的反应而使上述检验出现假阴性结果。

第五节　尿液分析仪的应用

一、多联试纸条的结构

试纸条采用了多层膜的结构，见图2-1。第一层尼龙膜起保护作用，防止大分子物质对反应的污染；第二层绒制层包括碘酸盐层和试剂层，前者可破坏维生素C等干扰物质，后者含有各种化学物质，能与尿液中待查的物质起化学反应，产生颜色变化；第三层吸水层，能防止尿液渗到相邻的检测区；最后一层选取尿液不浸润的塑料片作为支持物。

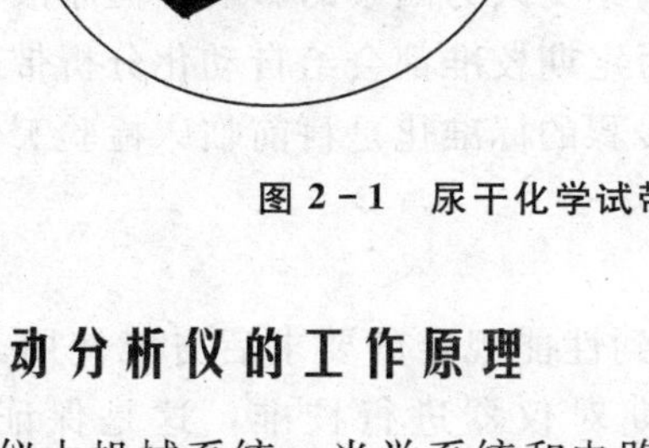

图2-1　尿干化学试带结构示意图

二、尿液自动分析仪的工作原理

尿液自动分析仪由机械系统、光学系统和电路系统三部分组成。机械部分主要功能是将待测的试纸条传送到位，再将检测后的试纸条排进废物盒。光学系统通常包括光源、单色处理和光电转换三部分。光线照射到反应区的表面产生反射光，反射光的强度与各个项目的反应颜色成反比。不同强度的反射光再经光电转换器转换为电信号进行处理。然后电路系统将转换后的电信号放大，经模/数转换后送到CPU处理，计算出最终检测结果，然后将结果输出到屏幕显示并送打印机打印出报告。其中CPU不仅负责检测数据的处理，还控制整个仪器机械、光学系统的运作，并通过软件实现多功能操作。见图2-2。

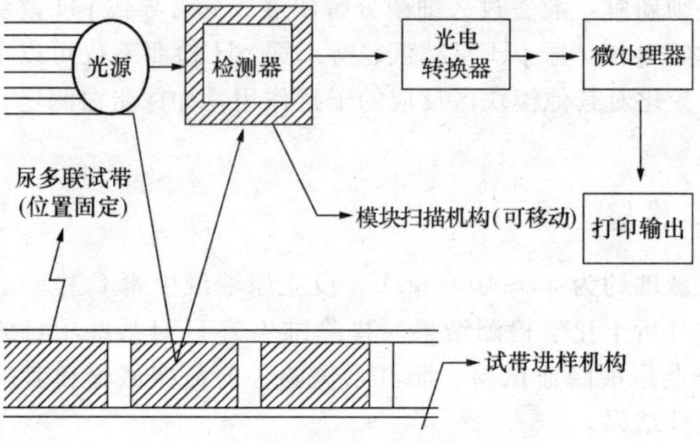

图2-2 尿自动化分析仪结构和原理

反射率计算公式：

$$R（\%）=\frac{Tm\times Cs}{Ts\times Cm}\times 100\%$$

Tm：试剂块对测定波长的反射强度

Ts：试剂块对参考波长的反射强度

Cm：标准块对测定波长的反射强度

Cs：标准块对参考波长的反射强度

尿液分析仪测试原理的本质是光的吸收和反射。试剂块颜色的深浅对光的吸收、反射不一样。颜色越深，吸收光量值越大，反射光量值越小，反射率越小；反之，颜色越浅，吸收光量值越小，反射光量值越大，反射率也就越大。换句话说，特定试剂块颜色的深浅与尿液样本中特定的化学成分浓度成正比。

三、尿液自动化检查的质量控制

在常规检验中，虽然尿液分析仪的使用不受人为因素的影响，但尿液标本的质量，仪器和试纸条的质量，试纸条的效期和仪器是否定期校准都会给自动化分析带来失控。分析中质量控制是保证检验质量的重要措施，操作步骤的标准化是目前临床检验工作一个急需解决的问题。

1. 仪器性能评价和校准

对新购进的仪器要进行性能评价，达到性能规定的要求后方能使用。对使用中的仪器要根据操作需要和厂家对仪器的要求定期对仪器进行校准，这是保证仪器性能的重要措施。

校准条由厂家提供，随机携带。

2. 坚持每日室内质控

(1) 质控物的选择

多数采用人工尿液加入标准物作为质控物。实践证明：对于尿糖、尿蛋白、血红蛋白和白细胞基本能满足要求；但对于尿胆红素、尿胆原就不甚满意，配制后不能久放等原因，所以有的学者采用浓缩尿质控物，能得到较好效果。

（2）质控步骤

首先应将质控物放入室温，使其温度与室温一致，否则会因温度影响使部分结果偏低。每次必须使用“正常”和“异常”两种浓度的质控物进行试验；一天内最好使用同一份质控标本。

（3）结果分析

如果质控物的“正常”结果变成“异常”结果或“异常”结果变成“正常”结果，均为失控。或者质控物某一模块的测定结果超过靶值正负1个加号和等级，即±2个加号以上（含±2个加号）也为失控。

3. 尿液标本的收集及保存

标本新鲜对尿液自动化分析至关重要。收集尿液容器要干净，最好是一次性尿杯，尿液不能被其他分泌物或环境中微生物及杂质污染以保证检验的准确性。

第六节　尿液显微镜检查

尿液显微镜检查是对尿沉渣进行的显微镜检查，主要检查尿液中的有形成分，这对于诊断泌尿系统疾病具有极其重要的意义。

一、尿沉渣检查的指征

1. 美国临床检验标准委员会（NCCLS）规定凡有下述情况的应进行显微镜检查：

（1）医生提出镜检要求的。

（2）检验科规定的患者（如泌尿科、肾病科、糖尿病、应用免疫抑制剂患者及妊娠妇女）。

（3）任何一项物理学、化学检验结果异常的。

2. 我国检验学会规定凡隐血试验、白细胞、蛋白和亚硝酸盐试验四项干化学检查中有任何一项不正常者都应进行显微镜检查，并以显微镜检查报告为准。

二、尿沉渣检查的方法

尿液标本推荐晨尿，留取后立即送检，放置时间不应超过1个小时。

1. 操作方法

详见第七章技能培训部分。

2. 参考范围

文献报告结果不同，一般认为红细胞：男性＜4个/微升，女性＜9个/微升；白细胞：男性＜5个/微升，女性＜12个/微升。

3. 方法学评价

不同的尿沉渣检查法精密度相差悬殊，见表2-2，推荐使用尿沉渣定量分析板法。

表 2-2　四种常见尿沉渣检查法 CV%值比较

方　　法	白细胞	红细胞
普通载玻片不加玻片法	15.0	17.0
载玻片加盖玻片法	12.0	15.0
改良 Neubauer 计数池法	10.2	9.9
Fast-Read-10R 定量板法	9.3	7.0

第七节　尿液检验结果的分析和解释

一、蛋白尿的分析和解释

正常的肾小球滤过膜只允许小分子（20～40 kD）的蛋白质通过，如溶菌酶、β_2-微球蛋白、免疫球蛋白轻链，而中分子白蛋白（69 kD）极少通过，大分子（>90 kD）的球蛋白则不能通过。近曲肾小管能将原尿的大部分小分子蛋白质重吸收，故正常尿液中蛋白质含量很低，而且一般都是远端肾小管和髓袢升支分泌的 Tamm-Horsfall 蛋白和尿道组织蛋白。如果肾小管的重吸收功能受损，则尿中小分子蛋白质增多，形成所谓肾小管蛋白尿。肾小球滤过膜由肾小球毛细血管内皮细胞、基底膜和脏层上皮细胞三部分组成，形成一个包括分子屏障和电荷屏障在内的完整屏障。上述任何一种屏障遭到破坏，中分子的白蛋白，甚至大分子的球蛋白就会通过滤过膜进入尿中，形成所谓肾小球性蛋白尿。

1. 蛋白尿的定义和诊断标准

24 小时尿蛋白含量超过 150 mg 或者每升尿液中蛋白质含量超过 100 mg，或者尿蛋白定性试验呈阳性结果则为蛋白尿。

2. 尿蛋白的性质和来源

发现患者有尿蛋白以后，首先要排除生理性蛋白尿，如发烧、剧烈运动、长时间站立等引起者；然后考虑为病理性蛋白尿。明确尿蛋白的性质和来源对鉴别诊断肾脏疾病有重要的意义。具体的检验手段可以做尿蛋白电泳或者分别测定尿白蛋白（Ab）、免疫球蛋白 G（IgG）、β_2-微球蛋白（β_2-MG）、转铁蛋白（Tf）等的含量。尿蛋白电泳可以按照蛋白质的分子量报告尿液蛋白质的分类，即小分子蛋白质、中分子蛋白质和大分子蛋白质，然后推测具体的蛋白质种类。

3. 蛋白尿的分类和临床意义

根据尿蛋白的分子量和种类可按来源将蛋白尿分为：

（1）肾小球性蛋白尿（glomerular proteinuria）　是由于肾小球基底膜病变，通透性增加所致。其特点是尿液中的蛋白以白蛋白为主，病情严重时可出现球蛋白。各种类型的肾小球肾炎常表现为肾小球性蛋白尿。如急慢性肾小球肾炎、系统性红斑狼疮性肾炎、糖尿病肾病、肾小球动脉硬化等。

肾小球蛋白尿又可分为选择性蛋白尿和非选择性蛋白尿。前者尿液中只有小分子和中分子蛋白质，后者尿液中不仅有小、中分子蛋白质，还含有大分子蛋白质。也可通过计算选择性系数（selective proteinuria index，SPI）进行鉴别：

$$选择性系数(SPI)=\frac{尿IgG/血清IgG}{尿Ab/血清Ab}\times 100\%$$

选择系数 <0.1，为高选择性蛋白尿；选择系数为 0.1～0.2，为中度选择性蛋白尿；而选择系数为 >0.2，为非选择性或低选择性蛋白尿。选择性蛋白尿和非选择性蛋白尿的鉴别对肾脏疾病的诊断和指导治疗有重要的临床意义。在诊断方面，肾小球肾病Ⅰ型为选择性蛋白尿，而Ⅱ型为非选择性蛋白尿。在指导治疗方面，肾小球肾炎或肾病的患者如果是选择性蛋白尿，肾上腺皮质激素治疗有效；如果是非选择性蛋白尿，则激素治疗效果不好，可考虑使用免疫抑制剂治疗。

（2）肾小管性蛋白尿（tubular proteinuria）　是由于肾小管病变，或重吸收减少或主动分泌增多所致。其特点是以 α_1-微球蛋白和 β_2-微球蛋白为主。α_1-微球蛋白也是小分子蛋白质，分子量小于 40 kD。24 小时尿蛋白定量多不超 2 g。间质性肾炎、肾小管疾病常表现为肾小管性蛋白尿。

（3）溢出性蛋白尿（overflow proteinuria）　顾名思义是由于血浆中蛋白含量过高，从肾小球滤出后超过肾小管的重吸收能力而出现在尿液中。主要有本-周蛋白、肌红蛋白和血红蛋白。本-周蛋白是免疫球蛋白的轻链，由于浆细胞异常增殖，合成不平衡，大量轻链从血浆中漏出。这种蛋白质加热 60℃凝固，继续加热到 100℃又溶解，故又称凝溶蛋白。出现本-周蛋白是诊断多发性骨髓瘤的重要依据。肌红蛋白尿见于肌肉损伤，如外伤、急性心肌梗死。血红蛋白见于急性溶血，如血型不符输血所致溶血反应。

二、血尿的分析和解释

1. 血尿的定义和诊断标准

尿沉渣检查，如果镜下红细胞数量>3 个/Hp，或者使用尿沉渣计数板定量检查男性镜下红细胞数量≥4 个/微升，女性≥9 个/微升则诊断为血尿。

2. 尿红细胞来源和分类

造成血尿的疾病很多，其中包括：

（1）肾脏和尿路系统疾病，这是主要和常见的原因，如肾炎和肾病、肾盂肾炎、结石、结核、肿瘤、外伤、血管病变、多囊肾和肾下垂等。

（2）全身性疾病也是造成血尿的重要原因，不要忽视，例如白血病、出血性疾病、流行性出血热、心力衰竭、系统性红斑狼疮、药物作用（比较常见的有磺胺药、水杨酸制剂、抗凝剂和溶栓药物）均可造成血尿。

（3）尿路附近病变往往容易被误诊，如急性阑尾炎、急性和慢性盆腔炎、结肠或直肠憩室炎和肿瘤等。

为了对上述疾病进行鉴别诊断就必须对尿红细胞的来源做出回答，解决此问题的方法之一就是观察红细胞的形态。

3. 尿红细胞形态的检查

最常用和规范的方法是采用相差显微镜观察红细胞形态。红细胞形态观察包括细胞大小改变，形态异常及血红蛋白分布和含量变化。如果 75%以上的红细胞形态异常，如面包圈样、出芽样、头盔样、蘑菇样、皱缩红细胞、影形红细胞（即红细胞内血红蛋白溢出细胞外，红细胞只留下一层膜）、裂片样红细胞等，则提示红细胞来源于肾小球，称为肾小球血尿，主要见于各种类型的急、慢性肾小球肾炎（包括继发性肾损害，如红斑狼疮肾炎、糖尿病肾病）和肾小球肾病等；如果75%以上的红细胞形态正常，为圆盘双凹状，则提示红细胞来源于肾盂、输尿管、膀胱和尿道，称为非肾小球血尿，常见于肾盂肾炎、泌尿系结石、肾结核、肾或膀胱肿瘤以及外伤等。

为了进一步明确诊断，可根据临床需要建议病人到专科医院做膀胱镜、逆行性肾盂造影和动脉造影、肾超声波检查、腹部平片、CT检查和肾穿刺活体检查。

三、管型尿的分析和解释

1. 管型的定义、形成条件和分类

管型是指蛋白和/或细胞成分在肾小管和集合管所形成的圆柱状物质。管型的形成需要三个基本条件：①蛋白尿；②肾小管具有对原尿的浓缩功能；③有可交替使用的肾单位。第一条说明肾脏有损害，后两条则要求具有一定的肾功能。

除了根据管型的构成将管型分为透明管型、颗粒管型、细胞管型、脂肪管型和蜡样管型之外，还可根据管型横径大小分为：①狭窄型（为1～2个红细胞直径大小）；②中等宽度型（3～4个红细胞直径大小）；③宽型（5个红细胞直径大小）。宽型管型提示肾实质有严重损害。

2. 管型的临床意义

管型的临床意义取决于管型的种类和数量。健康人尿液中可偶见透明管型。颗粒管型是肾实质损害的重要指征。大量蛋白尿和脱水时可出现透明管型。如果发现脂肪管型对诊断肾病综合征有重要价值。白细胞管型常见于肾盂肾炎、狼疮性肾炎和肾移植排斥反应。肾上皮细胞管型多见于肾小管损伤。蜡样管型在慢性肾功能衰竭非常常见。宽大管型产生于肾单位中扩张的肾小管，常是肾脏疾病慢性迁延的表现，这种现象在狼疮性肾炎比较常见。

四、白细胞尿

尿沉渣检查，如果镜下白细胞数量超过5个/Hp，或者使用尿沉渣计数板定量检查白细胞数男性≥5个/微升，女性≥12个/微升则诊断为白细胞尿。

干化学法只能检验出尿液中性粒细胞，而不能检验出淋巴细胞和单核细胞，而不同的白细胞尿有显然不同的临床意义。因此当临床需要时，应对尿液白细胞进行显微镜检查。若尿中白细胞以中性粒细胞为主，伴有或不伴有尿液亚硝酸定性检查阳性，则诊断泌尿系统感染。应进一步做中段尿细菌菌落计数和培养及体外药物敏感试验，医生根据培养和药敏试验结果选择抗生素，制定治疗计划。如果临床上考虑淋病，应取尿道分泌物或阴道分泌物做淋球菌检查。如果尿中白细胞以淋巴细胞或单核细胞为主，则应根据临床考虑为免疫性肾损害，如系统性红斑狼疮、干燥综合征等，或者考虑肾移植患者出现排斥反应。

第八节　粪便常规检验

粪便是肠道排泄物，粪便检验可为临床提供肠道病变的信息。肠道疾病主要有炎症、出血和肿瘤。炎症中最常见的是感染性炎症，例如细菌性和阿米巴性痢疾、细菌性食物中毒、霍乱、病毒性肠炎等，较少见的非感染性炎症，例如非特异性溃疡性结肠炎。消化道出血分为上消化道出血和下消化道出血，大便外观的性状不同。结肠癌发病率逐年增多，早期主要表现为持续性少量出血，对高危人群定期进行粪便隐血的反复检查有利于早期发现结肠癌患者。粪便的细菌学检验对诊断肠道传染病、肠道菌群失调非常重要，在社区医疗服务中要提高对肠道传染病的警惕性，加强对粪便细菌学检验的工作。

一、粪便性状的检验

粪便的性状通过肉眼就可准确地报告，而不同的性状对疾病的诊断有重要的提示意义。正常粪便为成形软便，便秘者粪便呈球状硬块。成人粪便为黄褐色。婴儿粪便为金黄色，其颜色主要是粪胆素所致。具有诊断意义的异常性状有：

1. 粥状或水样稀便见于各种原因引起的腹泻。米汤样便见于霍乱及副霍乱患者。

2. 上消化道出血时粪便呈黑色有光泽，称为柏油样便，这是由于血液通过肠道时，血红蛋白被分解并形成黑色的硫化铁所致。服用活性炭、铋剂、铁剂、中草药等也有灰黑色便，但无光泽。粪便标本放置过久，表层亦可变为灰黑色。

3. 阻塞性黄疸病人粪便中缺乏胆色素，呈白陶土色便。消化道钡餐造影后，粪便中钡餐排出则为灰白色。

4. 乳儿消化不良时，由于肠蠕动过快，胆绿素由粪便中排出而呈绿色稀便。

5. 少量黏液为生理性。如果有大量黏液，则提示肠道炎症或有过敏反应。如果是粪便与黏液相混合，黏液可能来自小肠或近端结肠；如果黏液仅附于粪便表面，呈现一定的光泽，则说明黏液来自远端结肠或直肠。

6. 鲜红色血便多为小肠远端或结肠近端出血；血液附着于粪便表面是直肠或肛门出血。溃疡性结肠炎或结肠癌常为黏液血便。出血量少时，仅在显微镜下见到红细胞或隐血试验阳性。

7. 肠道下端有炎症时，粪便带有脓液，或脓液与黏液，脓与血液混合在一起，常见于痢疾、溃疡性结肠炎、结肠癌或直肠癌等。

8. 某些寄生虫的虫体，如蛔虫、蛲虫、绦虫节片有时肉眼可以见到。

二、粪便的显微镜检查

1. 白细胞

常见为中性分叶核粒细胞，正常粪便中偶然见到，肠道有炎症时增多。小肠炎症时白细胞数量不多，均匀混合于粪便内，且因细胞部分被消化而不易辨认。结肠炎症如细菌性痢疾时，白细胞大量出现，甚至满视野；白细胞平均多于 15 个/LP，且有红细胞是细菌性痢疾的诊断标准。并可见到退化的白细胞，呈灰白色、胀大且结构不完整，胞浆内充满细小颗粒，核不清楚，呈分叶状；还可见到边缘已不完整或已破碎、核不清楚、成堆的脓细胞。过敏性肠炎、肠道寄生虫病时粪便中有时还伴有夏科-雷登结晶，如用瑞氏染液染色可见到嗜酸性粒细胞。

2. 红细胞

正常粪便中没有红细胞，下段肠道黏膜炎症、糜烂或出血时即可见到，如痢疾、溃疡性结肠炎、结肠癌等。粪便中红细胞为草黄色、稍有折光性的圆盘状。阿米巴痢疾是粪便中红细胞多于白细胞，成堆出现，并有破坏现象。细菌性痢疾粪便则以白细胞为主，红细胞常呈散在。

3. 吞噬细胞

是一种能够吞噬较大异物的大单核细胞。在直肠炎症时，可以见到。在细菌性痢疾时，除有多数白细胞及红细胞外，也可见到较多的吞噬细胞。在盐水涂片中其形态为细胞体积较大，圆形、卵圆形或不规则形态；胞浆有时可呈伪足样伸出，伸出的外浆常清亮透明；细胞核1～2个，大小不等；无伪足伸出者，内外浆界限不分明，含有颗粒或吞噬有少量红细胞、白细胞、细菌等；多有不同程度的退变现象，细胞大小不等，可散在或成群出现。镜检时应特别注意与溶组织内阿米巴滋养体区别。

4. 脂肪

显微镜下中性脂肪为大小不一的圆形光亮小球状，加入苏丹Ⅲ染色液或尼罗蓝水溶液2～3滴，混合后加盖玻片镜检，脂肪被着色易于辨认。每视野中脂肪滴2个以下为±，4～5个为＋，中等量为＋＋，大量为＋＋＋。正常粪便中很少见到脂肪滴，镜检超过6个/高倍视野为脂肪排出增多，见于腹泻病人。特别是脂肪消化吸收不良时，粪便中脂肪滴大量增多。

5. 细菌

(1) 正常菌群和菌群失调

细菌约占粪便总量的1/3。在健康婴幼儿粪便中，主要是双歧杆菌、拟杆菌、小梭菌、肠杆菌、肠球菌和葡萄球菌等。成人主要为大肠埃希菌，还可有少量粪链球菌及一些革兰阳性杆菌等。球菌与杆菌的比例为1∶10。粪便中菌量与菌谱处于相对稳定状态，保持着细菌与宿主之间的生态平衡。

在长期使用广谱抗生素、免疫抑制剂及慢性消耗性疾病的病人，粪便涂片中大肠埃希菌细菌数量减少，而球菌比例增加或见到霉菌，则提示有菌群紊乱或发生二重感染。如果在粪便涂片中，见到葡萄状成堆的球菌、念珠状菌，甚至无大肠埃希菌，对金黄色葡萄球菌性肠炎、白色念珠菌性肠炎的诊断有很大帮助。

(2) 霍乱弧菌初筛

先用粪便生理盐水悬滴检查可见呈鱼群穿梭样运动活跃的弧菌，再用抗血清做制动试验，如果此时弧菌不再运动，则为制动试验阳性，可初筛诊断为可见霍乱弧菌。然后必须做细菌培养加以确诊。

三、粪便隐血试验

胃肠道少量出血时，粪便外观颜色可无变化。这种肉眼及显微镜均不能证明的出血称为隐血，可以用检验方法测出。粪便隐血试验对慢性消化道出血的诊断及消化道恶性肿瘤的筛选试验均有重要价值。检验方法分化学法和免疫法两种。化学法常采用匹拉米洞法和邻甲苯胺法；免疫法常用抗人血红蛋白的单克隆抗体制备的胶体金方法。

各种隐血试验的化学方法虽然简单易行，但基于是氧化物酶反应原理，故缺乏特异性。如食物中含有动物血红蛋白和肌红蛋白或其他酶，亦可使隐血试验阳性；某些含叶绿素蔬菜也能出现假阳性。血液通过胃肠道的时间亦能影响隐血试验的结果，如血液在肠道停留过久，血红蛋白被细菌降解成为无过氧化物酶活力的物质，可出现阴性结果。此外操作误差，如取粪便量的多少及部位不同，反应时间不准确，对显色的判断不同等都会影响结果。

免疫学抗体检测法是较好的方法，应用的抗人血红蛋白抗体与食物中的血、非血红蛋白过氧化物酶复合物或药物均无反应，因而不需控制饮食，且较一般隐血试验敏感。但是在下面三种情况下，免疫学法的大便隐血试验可以出现假阴性结果，即：①血液在胃中停留时间较长，血红蛋白发生变性，分子结构产生变化，不能与试剂中单克隆抗体发生反应；②出血量过多，超过试剂中抗体的反应最佳浓度，即后带现象；③试剂放置时间过长，抗体效价降低。当因后带现象使免疫学法隐血试验出现假阴性结果时，应采用将粪便稀释 50～100 倍后重测，或者改用化学法检查以避免错误报告。

消化道疾病如消化性溃疡、药物对胃黏膜的损伤、肠结核、克隆病、溃疡性结肠炎、钩虫病、消化道恶性肿瘤，粪便隐血试验可为阳性。在老年人，粪便隐血试验的连续检测对早期发现结肠癌、胃癌有重要的价值。此外，消化性溃疡出血，治疗后粪便颜色已趋正常，但隐血试验阳性可持续 5～7 天。临床判断出血完全停止，以隐血试验阴性为最可靠指标。

思考题

1. 尿液分析仪检测的基本原理是什么？
2. 干化学法检测尿液蛋白、糖、酮体、隐血、白细胞和亚硝酸盐时应注意哪些问题？
3. 尿液维生素 C 会对干化学法的哪些指标产生干扰？造成何种结果？
4. 尿液分析仪的室内质控如何进行？如何判断失控？
5. 人工显微镜复核的规定是什么？如何进行复检？
6. 尿沉渣检验操作程序是如何规定的？
7. 对于有蛋白尿或血尿的患者，你如何指导病人做进一步实验室检查？
8. 如何评价两类不同方法的粪便隐血试验结果？

（左大鹏）

第三章 临床生化检验

第一节 生化检验常用技术

临床生物化学分析技术很多，常用的主要有光谱分析技术、电泳技术、离心技术、层析技术、电化学分析技术等。基层医疗单位最常使用的半自动生化分析仪和电解质测定仪，主要应用的是光谱分析技术和电化学分析技术，检验技术人员应熟悉这两种技术的基本原理。

一、光谱分析技术

利用各种化学物质所具有的发射、吸收或散射光谱谱系的特征，来确定其性质、结构或含量的技术，称为光谱分析技术。根据光谱谱系的特征不同，可把光谱分析技术分为发射光谱分析、吸收光谱分析和散射光谱分析三大类。在临床生物化学检验中，光谱分析是一类十分重要的技术，特别是可见光及紫外光分光光度法主要用于血液中生化物质的定量分析。

（一）吸收光谱分析法

吸收光谱分析是临床生物化学检验中应用最广泛的一类分析技术。其特点为此方法的灵敏度高，检测浓度在 10^{-5}～10^{-2} mol/L 范围；操作简便、快速，选择性好和应用广泛。紫外光分光光度分析法还无需显色，无论是有色或无色溶液，只需在紫外光区有吸收特性，都可进行定性和定量分析。原子吸收分光光度法使用空心阴极灯光源激发待测元素的谱线，激发谱线简单，由谱线重叠引起的干扰小；测定的灵敏度可达 ppm～ppb 数量级，且自动化程度高，测定快速，操作简便，在复杂试样分析中，不经化学分离就能直接测定多种元素。不足之处为比色法需有标准品，有些反应的显色剂本身的颜色会影响测定的专一性和灵敏度。紫外光分光光度法的吸收池需用不吸收紫外线的石英玻璃作入射或出射的光学面。

1. 可见光及紫外光分光光度法

1） 标准曲线法

将一系列浓度不同的标准溶液按照一定操作过程显色后，分别测吸光度，以吸光度为纵坐标，浓度为横坐标绘制标准曲线。在相同条件下处理待测物质并测定其吸光度，即可从标准曲线找出相对应的浓度。

2） 对比法

将标准样品与待测样品在相同条件下显色并测定各自的吸光度。由于测定体系的温度、厚度以及入射光波长是一致的，所以标准与待测样品 K 值（摩尔吸光系数）及 L 值（比色杯光径）相等，可应用下式比较计算待测样品浓度：$C_X = C_S \times A_X / A_S$，公式中 C_X 为待测标本的浓度，C_S 和 A_S 为标准样品的浓度和吸光度，A_X 为待测样品的吸光度。临床许多生物化学项目的化学测定及酶试剂终点法测定大多采用此法。

3） 摩尔吸光系数检测法

Beer 定律的数学表达式为 $A = kbc$，式中的 c 为 1 mol/L，b 为 1 cm 时，则系数 k 称为摩

尔吸光系数，以ε表示，单位为升/（摩尔·厘米）[L/(mol·cm)]，$A=kbc$ 可写成 $A=\varepsilon C$。在实际工作中，不能直接用 1 mol/L 这种高浓度的溶液测定吸光度，而是在稀释成适当浓度时测定吸光度进行运算。ε值与入射光波长、溶液的性质等因素有关。如 NADH 在入射光波长为 260 nm 时ε为 15 000，在入射光波长为 340 nm 时为 6220。许多脱氢酶活性的测定以及用脱氢酶作指示酶的代谢产物测定大多采用这种方法。

近年来由于新的灵敏度高、选择性好的显色剂和掩蔽剂不断出现，一般不经分离过程即可直接比色测定；还可采用解联立方程法、等电收点法、双波长法等解决定量中的干扰问题。

2. 散射光谱分析法

散射光谱分析法主要测定光线通过溶液混悬颗粒后的光吸收或光散射程度的一类定量方法。测定过程与比色法类同。常用法为比浊法。但颗粒的大小和形状及悬液的稳定性对比浊结果有较大的影响，因此不能完全按比色法的规律进行比浊测定，否则就会引起误差。

（1）仪器和测定方法

由于测定仪器和方法的不同，比浊法又可分为散射比浊法和透射比浊法二类。前者是利用光线通过混悬溶液时，由于颗粒的散射使通过的光线减弱，根据光线减弱的程度测定溶液中颗粒的浓度。所以，实际上可将散射浊度测定法看成是比色分析的一种特殊情况。后者由于光电比色计的光源和光电管在一直线上，无法测定散射光线的强度，需要特殊的设计，如激光比浊仪。测定方法可采取速率法或终点法。速率比浊法测定的是在一定时间内抗原抗体结合的最大反应速度，即反应达顶峰的峰值。终点散射比浊法测定的是抗原抗体反应达到平衡时复合物的浊度，但必须在聚合物形成絮状沉淀之前进行浊度测定。

（2）影响比浊法测定的因素

比浊法的突出问题是颗粒的大小对浊度和浊度曲线有较大的影响。因此，在比浊法中必须力求做到混悬液中微粒的分散度应尽可能相同，并易重复，标准管和测定管中颗粒大小应力求一致；混浊液在一定时间内，至少 10 分钟内应维持稳定，不易相互聚集、变粗变大。

（3）比浊法的应用

目前在临床生物化学检验中使用最多的比浊法是免疫比浊法，如免疫球蛋白、载脂蛋白和补体等项目均已大部分用免疫比浊法进行快速定量。方法可采用终点法或速率法，用五个不同浓度进行定标，经三次曲线方程求出一条能反映真实情况的浓度与吸光度关系的曲线方程，作为定量的工作曲线。

（二）影响光谱分析的主要因素

光谱分析的基础是被测物质的浓度与吸光度成正比，但在实际测定中，往往容易发生偏离直线的现象而引起误差，导致误差的主要因素有化学因素、主观因素和光学因素等三类。

1. 化学因素　是指被测溶液不遵守光吸收定律所引起的误差。主要有以下几种影响：被测物浓度的影响、溶液 pH 的影响、杂质的影响、放置时间的影响。此外，还有溶剂、温度、溶液体系的均匀性等都会引起测定的误差。

2. 主观因素　由于操作不当所致，因为某些有色物质的生成及颜色的深浅，往往随加入试剂的量、加入顺序、试剂浓度、反应温度和反应时间等因素而发生改变。

3. 光学因素　主要是由分析仪器的性能低劣所引起的误差，如光源、滤光片和比色杯等。仪器性能的好坏直接影响到测定结果的可靠性和精密度。因此对分析仪器均应有质量保证措施。

（三）半自动生化分析仪

目前市场上半自动生化分析仪有国产和进口两大类，国产生化分析仪性能良好，价格低廉，完全能满足社区医疗服务中心实验室或检验科的需要，如北京生产的 BS224 型、上海生产的 ANALYTECH－738 型等。半自动生化分析仪基本构成包括电源、光源、滤光片组件、流动比色池、进排样系统、微机控制系统、显示屏、键盘和打印机。分析方法包括终点法、速率法、两点法和吸光度读数法。测定方法可用标准测定法和因数测定法。仪器可以储存多种检测程序和测定结果，操作时可以进行人机对话、数据储存和结果打印。以上海生产 ANALYTECH－738 型为例，介绍其主要技术参数如下：

（1）波长范围　在 340～700 nm 内，有 7 个不同波长的干涉滤光片。

（2）光源　卤钨灯。

（3）吸光度　范围可在 －0.3 到 2.5Abs；分辨率达 0.001Abs；重复性≤1%。

（4）微量流动池　70 μl。

（5）工作容量　＞350 μl。

（6）控温　25℃、30℃、37℃、室温。

（7）项目参数储存　99 个常规项目参数。

（8）分析方式　终点法、速率法、两点法和吸光度读数法。

（9）显示方式　单色显示器。

（10）应用软件　全中文界面。

二、电化学分析技术

利用物质的电化学性质，测定化学物质的电位、电流或电量的变化进行分析的方法称为电化学分析法。电化学分析法有多种，如电位法、电导法和电容量分析法等。电位分析法是利用电极电位和浓度之间的关系来确定物质含量的分析方法。表示电极电位的基本公式是能斯特方程式。离子选择电极分析法（ion selective electrode，ISE）是电位分析法中发展最为迅速、最活跃的分支。对某些离子测定的灵敏度可达 10^{-6} mol/L 数量级。在许多情况下不破坏试液或不用进行复杂的预处理，对有色、浑浊溶液都可以进行分析。

（一）离子选择性电极

在离子选择电极中，最常用的电极有以下几种。

1. 玻璃膜电极　敏感膜由玻璃材料制成。由于玻璃的组成不同，可制成 H^+、Na^+、K^+、Cl^- 等离子选择性电极。

2. 气敏电极　气敏电极是基于界面化学反应的敏化电极。它是由指示电极、参比电极组装于一个机管中与管内电解质溶液构成化学电池。当气敏电极与待测液接触时，待测气体由试液经过透气膜进入薄液层内并建立平衡，此时，指示电极与参比电极组成的电池电动势发生变化，根据电动势值即可计算待测气体浓度。

3. 酶电极　将含酶的凝胶涂布于某种离子选择电极的敏感膜上，所构成的电极称为酶电极。当酶电极与试样接触，酶催化相应的底物转化为产物，产物经酶凝胶层扩散至离子选择电极敏感膜上，从而引起相应的选择性响应。

(二)离子选择性电极法的应用

离子选择电极法已在临床生物化学领域得到十分广泛的应用。单一型电解质分析仪专用于测定血清 K^+、Na^+、Cl^- 或 Ca^{2+};组合型电解质分析仪,将上述离子与血糖、尿素或血气分析仪结合在一起;人型自动生物化学分析仪,也都带有电解质组件,可测定各种血清离子浓度。具体方法随各类不同型号的仪器而略有差别,有直接测定法和间接测定法。

1. 直接测定法　样品或标准液不经稀释直接进入 ISE 管道做电位分析。此时 ISE 只对水相中活化离子选择性地产生电位,而与其他物质无关。

2. 间接测定法　样品与标准液要用指定离子强度和 pH 的缓冲液做定量稀释,再进入电极管道,测量其电位。这时样品和标准液的 pH 和离子强度趋向一致,所测溶液的离子活度等于离子浓度。

电解质分析仪的一般测定程序为首先打开电源,仪器进行自检,然后依次调出相关程序,仪器自动清洗,活化电极,两点校正,通过后,屏幕上显示 ready,即可测定,检测数据经微机处理后自动显示或打印出结果。如血清钙离子的测定:钙离子选择电极膜与钙离子结合,如果钙离子在膜内外两面分布不均,将产生一个跨膜电位。因为电极内溶液的离子钙浓度是恒定的,所以跨膜电位的变化与样品 Ca^{2+} 成比例。

第二节　生化检验的质量保证措施

生化检验的质量保证和所有检验质量保证一样包括分析前质量保证、分析中质量保证和分析后质量保证三部分。每个临床检验室都应当制订质量保证手册,要求所有检验人员严格按照手册的规定进行质量控制。分析前质量保证包括标本的正确采集和处理,试剂和仪器的正确使用和定期校准;分析中的质量保证包括检测过程的规范化,室内质量控制和室间质量评价;分析后质量保证包括检验结果的审核、危急值报告以及临床和病人的反馈信息。

一、标本的采集和处理

生化检验的标本基本上是从静脉取血获得(血气分析需要从动脉采血),血清和血浆均可进行生化检测;虽然许多待测物质在血清中和血浆中有所差异,但是参考值和检测结果基本上大致相近。血清是血液凝固后自然析出的部分,不需要使用抗凝剂;而血浆必须使用抗凝剂,常用的抗凝剂是肝素。血清与血浆的区别在于前者不含有纤维蛋白原、凝血因子Ⅴ和凝血因子Ⅷ;而后者含有除组织因子之外的所有凝血因子。由于血浆中的抗凝剂常会干扰测定结果,尤其是在用酶法测定时影响最大,所以多数生化检查项目采用血清测定,而很少用血浆。为了加速血液凝固,加快血清析出,缩短检测时间,可在试管中加入分离胶。目前国际上通用真空采血器,血清标本可使用黄帽真空采血管(含有分离胶)或红帽真空采血管(不含分离胶);血浆标本可使用绿帽真空采血管(含有肝素抗凝剂)。上述采血管又分 2 ml 和 5 ml 两种,根据采血量选择,不过注意采血时要保证采到采血管规定的刻度上。

1. 标本的正确采集和处理

采血后要等待血液自然凝固,血清析出即可分离血清。一般使用离心机的转数为 2000 转/分钟,离心时间为 15 分钟。在使用非低温离心机时,工作温度不应超过外界温度 15℃。不加入促离心物质(分离胶),则离出血清大约占离心管中全血的 30%,如果加入促离心物质，则约占40%。在夏季血清析出较快，宜在血液凝固后30分钟内分离血清，以减少细胞内外成分的变动；而冬季血块收缩较慢，可将标本置于37℃温箱中促使血清析出。如果进行全血离心（使用抗凝剂）产生的血浆比血清多，但是游离的纤维蛋白凝块可在生理的血液凝固过程中或由于抗凝剂未充分混合而形成。纤维蛋白凝块的比重轻，不能被离心沉淀。

2. 影响血标本成分变化的因素

影响血标本成分变化的因素很多，主要有生理、饮食、药物、溶血和储存等因素的影响。

（1）生理因素的影响　可分为可控因素和不可控因素两类。可控因素包括年龄、性别、体型、情绪、运动、体位改变等。受年龄因素影响的项目有胆固醇、尿酸、碱性磷酸酶等；受性别影响的项目有性腺激素；受体型影响的项目有甘油三酯（三酰甘油）；受情绪影响的项目有皮质醇、催乳素、生长激素、儿茶酚胺、葡萄糖等；此外还有营养状态、体力活动、肌肉重量、作息规律、治疗药物和气候等。

（2）饮食和药物的影响

许多化学成分容易受到饮食成分的干扰，有时还可受到近期食谱的影响，如葡萄糖、甘油三酯、转氨酶、碱性磷酸酶等。因此，采血时间通常在早晨空腹6～12小时后进行，这样其分析结果才具有代表性。药物的干扰也很大，应尽量在试验前停药，不能停药者应加以注明，以便在分析检测结果时考虑。药物对检测结果的干扰，有的是影响检测过程，有的是影响血液成分。

（3）溶血和储存的影响

待测物质如果在红细胞内浓度高于血浆，溶血可使测定结果偏高，如LDH、ACP、AST和K^+等在红细胞内的浓度比血浆高22～160倍，而受影响最大的是血钾，轻微溶血就会对检测结果影响很大；血红蛋白可干扰胆固醇的酶法测定，抑制胆红素的重氮反应；溶血也干扰某些光谱分析。防止溶血的方法有：①抽血器和标本容器必须干燥，使用一次性注射器；②不用或短时间使用止血带，以防对血管压力过高破坏红细胞；③抽血后取下针头再将血液沿试管壁徐徐注入容器，最好是真空采血器；④如果使用抗凝剂，取血后应轻轻倒转试管与抗凝剂充分混合，但切勿用力震荡；⑤标本采集后应尽快送到实验室，不要长期放置在室温条件下，以防红细胞自行破坏；⑥分离血清或血浆时离心速度和时间要严格掌握，离心速度不能过快，离心时间不能过长。

标本不宜在室温下保存，在低温下可保存一定时间。例如血清酶在4～8℃可保存5天，酶活性下降不超过10%；但是LDH和ACP是例外。如果测定方法上根据Jaffe反应，室温下保存可导致磷酸盐、尿酸、肌酐的减低。保存中如遇到日光，可破坏胆红素。葡萄糖的检测更强调及时检测，只有标本中除去蛋白后或加入稳定剂，葡萄糖才可保存。血浆蛋白，包括免疫球蛋白和特异性抗体检测，4～8℃可保存7天，如不超过25℃，标本可以邮寄。

二、诊断试剂盒的选择和评价

在实际工作中应用最广的是商业性试剂盒。试剂盒的商品化不仅使用简便，而且易于标准化和规范化，保证检验质量。但是，商品试剂的质量极端重要。为了增强识别试剂质量的能力，抵制伪劣产品，掌握有关试剂盒的质量标准和质量评价是非常必要的。

(一) 诊断试剂盒的类型和选择

1. 从外形上生化试剂可分为液体型和干粉型（片剂型）。液体试剂的优点是生物化学成分高度均一，瓶间差异小，测定重复性好和使用方便，也无须加入任何辅助试剂和蒸馏水，避免了外源性水质对试剂的影响，性能较稳定，测定结果较为准确；但缺点是保存时间短(尤其是酶试剂)，不便于运输。干粉型试剂虽然克服了液体试剂上述缺点，但是要使试剂各组分混合得非常均匀难度很大；分装过程中的称量误差及复溶时加水量的准确性都会造成瓶间差；此外水质优劣对试剂的稳定性和测定结果的可靠性有很大影响。

2. 从试剂盒的成分上生化试剂又分成单一试剂和双试剂两种。单一试剂测定过程简便，提高工作效率，如测定葡萄糖和胆固醇。但是对有的生化检测项目来说，单一试剂的抗干扰能力差，常对测定结果造成很大的分析误差。例如，甘油三酯测定的一步法试剂，由于未消除样品中的游离甘油，使测定结果中包括了内源性甘油（平均约为 0.11 mmol/L），会给甘油三酯的测定值带来较大误差。类似的情况还有维生素 C 和尿酸对 Trinder 反应的干扰，内外源性 NH_4^+ 对尿素酶法测定的干扰，以及内源性丙酮酸对 ALT、AST 测定的干扰等。双试剂试剂盒既保持了单一试剂的优点，又增强了抗干扰能力和试剂的稳定性，提高了测定的准确性，代表诊断试剂的发展方向。例如甘油三酯测定，先用试剂Ⅰ（包括甘油激酶、3-磷酸甘油氧化酶、辣根过氧化物酶及抗坏血酸氧化酶，但不含脂蛋白脂肪酶）与标本反应，彻底消耗尽样品中的游离甘油，再加入试剂Ⅱ（含脂蛋白脂肪酶）启动甘油三酯水解反应，保证了测定结果的真实可靠。在酶法测定葡萄糖、胆固醇、尿酸、高密度脂蛋白胆固醇的试验中，第一试剂中加入维生素 C 氧化酶，当样品中加入第一试剂后在 37℃作用 5 min，可将样品中的维生素 C 分解掉，从而排除了维生素 C 对 Trinder 反应的干扰作用。

(二) 临床生物化学试剂盒质量评价

1. 资格审查

使用的试剂必须“三证”俱全，即生产许可证（或进口注册证）、工商营业执照和试剂销售执照。

2. 说明书的审查

说明书是用户了解和正确使用试剂盒的指南。说明书的内容应符合国家质量的要求，其主要内容包括：试剂名称、用途、测定原理和技术要求，试剂盒内的包装内容，适用的仪器，标本要求，测定操作步骤和注意事项，储存的条件和有效期；试剂的性能特征包括准确度、精确度、特异性、受干扰的程度、测定的范围、参考范围，还必须有生产单位名称、地址、邮编及电话。

3. 理学检查

外包装应完整牢固，封口严密，标签清晰。有详细的用户说明书、卫生部批准的生产文号、生产日期、有效期和保存条件。粉剂型应均匀无凝块，不粘附瓶壁。液体型试剂应无沉淀、无浑浊、无渗漏。复溶后或液体试剂本身 pH 值应符合要求。

4. 试剂盒的分析性能检测

关于此部分内容由于技术难度较大，一般临床实验室不进行此项工作，主要由技术监督部门或临床检验中心完成，故不做详细介绍。其中主要包括：①线性范围的测定；②酶促反应时间曲线或化学反应速度时间曲线观察；③稳定性试验；④性能评价，如准确度、精密度、干扰试验和可比性试验等。

最后需要强调的是，评价工作应建立在严格控制实验条件的基础上，如仪器、量器都要事先校准，测定程序要严格控制，并由技术熟练的人员操作。否则，容易得出错误的结论。

三、仪器的使用、保养和校准

半自动生化分析仪已经成为社区医疗服务中心实验室（或检验科）进行常规生化检测的主要武器，因此，认真地按照仪器说明书正确使用仪器就成为检验技术人员必须掌握的内容。半自动生化分析仪保养主要是外表的清洁，随时清除标本血清和试剂的污渍，每做完一次检测要进行管道的冲洗，每日结束工作前也要进行冲洗，以防止血清蛋白粘附在检测管道上影响检测过程和结果；仪器要远离放射线、磁场和噪音的干扰；使用合格的试剂，保证实验室温度在18～25℃、湿度在80%以下、并且环境清洁，没有灰尘。发生故障可以按照说明书中的检查办法和处理进行排除，严重故障需要仪器工程师检修。

仪器定期进行校准是保证仪器检测系统正常工作和检测质量的重要环节。一般生产厂家会规定仪器校准的周期，同时在更换试剂批号、发生严重故障检修后重新工作以及室内质控失控纠正后重新进行检测前都需要进行仪器以及检测系统的校准。校准时应使用标准品（校准品）、严格按照操作规程进行。

校准的具体方法有两种。

（一）用校准品校准

用仪器厂商配套的试剂及校准品，进行相应项目的校准。但应注意选择合适的校准品，校准品应可溯源。决不可用定值质控血清代替校准品进行校准。

生化分析仪内通常设置有校准程序，包括二点校准、多点校准、线性、非线性等。二点校准是指用一个浓度的标准品和一个试剂空白进行校准的方法。该方法要求反应必须符合郎伯-比尔定律，即标准曲线呈直线。多点校准是多个具有浓度梯度的标准品用非线性进行校准，适用于标准曲线呈各种曲线形式的项目，如免疫浊度法。

（二）用实际K值校准

K 值是酶活性浓度定量系数（或称为常数），主要用于临床生化检测，特别是酶活性测定的计算和校准。当我们测定一个标本时，无论是用手工的方法或全自动生化分析仪，测出来的值只是一个吸光度，这个吸光度对我们没有什么意义，我们要把这个吸光度转化成一个浓度或是酶的活性，就要乘上一个 K 值，即 $U/L=\Delta A/\text{min}\times K$。

目前，多数仪器还是用理论 K 值或者厂家给出的 K 值进行计算或校准检测系统。任何一项检测项目都有自己的 K 值，称为理论 K 值，其值与该物质的摩尔吸光系数（ε）、反应体系的体积（V）、样本体积（v）和光径（L）有关，即：

$$K=\frac{V\times 10^6}{\varepsilon\times v\times L}$$

在不同的检测系统，由于仪器的性能不一，特别是仪器的加样系统的误差、分光系统的误差，干涉滤光片或光栅的半波长宽度偏大导致的杂光以及多波长同时使用等使仪器达不到理论上的最佳状态，从而导致仪器的实际 K 值与理论 K 值不一致。因此，不宜直接使用理

论 K 值进行计算。如果使用厂家配套的检测系统，厂家提供的 K 值实际上是该检测系统的实际 K 值，在仪器经厂家校准的前提下，可以直接使用。因为酶目前尚无标准品，所以检测酶时应使用实际 K 值进行计算。使用实际 K 值进行校准应注意以下问题：不同仪器实际 K 值不同；同一仪器的不同时期，特别是在仪器进行了维修甚至更换了重要的部件时，实际 K 值不同；不同的检测系统实际 K 值不同。

四、质量控制

实验室必须建立室内质控的制度，并严格按照操作程序进行，也就是将质控标本和病人标本在同样的环境和操作中进行；并将质控结果描绘在质控图上，并认真分析质控图变化趋向。分析是否在控或失控；一旦发生失控，当日所有检测报告不能发出，并通知临床和病人，然后立即寻找失控原因加以纠正，纠正后重新质控，质控通过后将所有标本重新检测，再审核发出。关于室内质控的具体操作和结果分析及处理详见第六章实验室管理。

五、检测后审核

检验报告在正式发出之前一定要进行审核，在两个人以上（含两人）的实验室，审核报告者应和检测者不是同一个人。这样才能真正起到审核的作用。审核的内容包括重新核实被检查者和标本是否是同一个病人，有没有标本与化验单不符的地方，如化验项目有无漏项和错项，化验结果的单位是否标明和正确；审核当中更重要的是检测结果有无明显异常，而这种异常结果是否符合病人的临床情况，解决这个问题的方法有三个：①和最近一次相同化验结果进行比较（假如病人最近还做过相同化验的话）；②向病人的主管医生咨询病人的临床情况；③可以直接向病人或者其家属了解病人的情况。总之，审核的目的是尽量保证检验结果的可靠和符合临床。

经过审核之后，审核者和检验者双签字后化验结果生效，并具有法律文件的性质，检验者和审核者要对其负责。

如果在审核中发现问题要立即纠正，属于标本不合格的应通知临床或病人重新留取标本；属于检测过程有问题的应当使用原始标本重复检测；属于当天室内质控出现失控的应当在找出原因并加以纠正后重新检测。未审核的报告或审核不通过的报告绝对不能发出。

六、危急值处理

危急值是指当这种检测结果出现时，说明病人可能正处于有生命危险的边缘状态，此时如果能及时、有效地治疗，病人的生命也许可以得到挽救，所以这是一个表示危及生命的检测结果。我们进行的化验项目很多，并不是所有的化验项目和结果都会涉及病人生命安全问题；即使在有关病人生命安危的化验项目中，也不是一出现异常就威胁病人的生命，它必须异常到一定程度。所以，为了保证病人的生命安全，发挥检验工作对临床的指导作用，检验部门必须根据自己所开展的项目，有选择性地制订危急值报告制度。表 3－1 是根据社区医疗服务中心实验室所开展项目列出的危急值，供大家参考。

表 3-1 社区医疗服务中心实验室危急值

检测项目	临床诊断	主要临床表现	危急值
血红蛋白	严重贫血	头晕、乏力、心慌、气短	<60 g/L
白细胞	白细胞缺乏症	发烧、感染	$<2.5\times10^9$/L
血小板	血小板严重减少	牙龈、鼻腔、皮肤和黏膜出血	$<30\times10^9$/L
血糖	严重低血糖	心慌、意识障碍	<2.2 mmol/L
	糖尿病代谢合并症	昏迷	>22.2 mmol/L
血钾	低钾血症	肌无力、腹胀、肠麻痹	<2.5 mmol/L
	高钾血症	心率过缓、传导阻滞	>8 mmol/L
血钠	低钠血症	嗜睡、无力、食欲减退	<120 mmol/L
	高钠血症	意识障碍	>160 mmol/L
血钙	低血钙症	手足抽搐	<1.75 mmol/L
	高血钙症		>3.4 mmol/L
淀粉酶	急性胰腺炎	剧烈上腹痛伴呕吐	高出正常参考值上限 3 倍

一旦实验室的审核者发现病人的上述检查结果达到危急值，首先要重复检测以排除实验室误差，然后立即通知病人的主管医生，并告知危急值的严重性。

七、信息反馈和改进措施

经常收集和听取临床医生和病人及其家属对我们临床检验工作的意见和建议是不断提高实验室水平和保证检验质量的重要措施，应当形成制度长期坚持，并根据反馈信息修正我们的质量保证体系和措施，不断改进工作以满足临床和社区群众的需求。

第三节 生化检验的临床应用

急性心肌梗死的实验室诊断

一、急性心肌梗死的诊断标准

急性心肌梗死（AMI）是冠状动脉心脏病中最危险的一种临床类型，是由于冠状动脉急性闭塞，所支配的心肌组织急性缺血、坏死所致。WHO 对 AMI 制订的诊断标准有三条：①典型的胸痛病史；②心电图异常改变，出现 Q 波或 QS 波，持续 1 天以上；③持续的酶测定值的异常或先升高后降低，这种变化与酶的特性以及发病时间相符合。

在临床工作中，典型的胸痛表现为胸骨下压榨性痛疼，持续时间超过 30 分钟，含硝酸甘油不能缓解；但是一些病人的临床症状并不典型，可表现为剧烈牙痛、左上臂痛、上腹部痛；有的患者以急性左心衰竭为首发症状，个别患者可表现为猝死。

近年来根据心电图和血清生化指标的改变可将 AMI 分为：

1. ST 段抬高型 AMI 和非 ST 段抬高型；

2. ST 段抬高型 AMI（生化指标异常）中又分有 Q 波的 AMI 和无 Q 波的 AMI；

3. 非 ST 段抬高型 AMI，根据生化指标的变化可分为：

（1）不稳定性心绞痛（生化指标正常）；

（2）无 Q 波 AMI（生化指标异常）；

（3）Q 波 AMI（生化指标异常）。

二、血清心肌酶

以往我们将血清心肌酶作为诊断 AMI 的主要生化指标。它们是天冬氨酸氨基转移酶（AST）、肌酸激酶（CK）、肌酸激酶同工酶-MB（CK-MB）和乳酸脱氢酶（LDH）。测定方法均为酶法（速率法）。但是我们在应用上述指标时要注意以下几点：

1. 血清心肌酶活性与心梗发生时间有关，见表 3-2。

表 3-2 急性心肌梗死后血清心肌酶活性变化规律

酶的名称	开始升高时间	活性达高峰时间	恢复正常时间
CK	3～12 h	12～24 h	3～4 d
CK-MB	3～12 h	12～24 h	2～3 d
AST	6～12 h	18～36 h	3～4 d
LDH	6～12 h	48～144 h	7～14 d

可以看出，在 AMI 发生后短时间（3 h 以内）血清酶检查不能提供可靠的诊断参考指标。目前血清酶学的检查不能满足临床对 AMI 早期诊断的要求。

2. 心肌酶不仅存在于心肌中，还存在于多种器官内，见表 3-3。

表 3-3 心肌酶的组织分布

心肌酶名称	分布的主要器官和组织				
CK	骨骼肌 >	心肌 >	脑、消化道 >	肺、肾 >	肝、脾
CK-MB	++	+++	+	−	−
CK-MM	+++	+	−	−	−
CK-BB	−	−	++	+	−
AST	心肌 > 肝 > 骨骼肌 > 肾 > 胰 > 脾 > 肺 > 红细胞				
LDH	肾 > 心肌 > 骨骼肌 > 胰 > 脾 > 肝 > 肺 > 红细胞 > 脑				
	LDH_1　LDH_5　　LDH_2　LDH_4　LDH_3				

可见心肌酶对诊断 AMI 并不特异，即使在心肌中含量最高的 CK-MB，也可能出现在其他疾病中，见表 3-4。

表 3-4 血清 CK-MB 增高的非急性心肌梗死病症

从骨骼肌中释放：外伤、手术、大面积烧伤、各种原因引起的肌炎或肌病（如甲状腺功能亢进）、剧烈运动。
慢性肾功能衰竭、中毒等。
怀孕期间从子宫中释放：妊娠妇女。
肿瘤组织产生：甲状腺癌、前列腺癌。
血清清除率下降：甲状腺功能减低。

3. 酶法测定血清 CK-MB 容易受到干扰

酶法测定血清 CK-MB 活性是采用免疫抑制法，即在试剂中加入抑制 CK-MM 的抗体，完全抑制 CK-MM 的活性，而不影响 CK-MB 的活性；然后用酶动力学方法测定 CK 总酶的活性，就是 CK-MB 活性。可是，血清中的巨 CK1、巨 CK2 以及 CK-BB 和 AK（腺苷酸肌酶）都能干扰 CK-MB 的活性，造成 CK-MB 活性占 CK 总酶活性的 50%以上，也就是临床上有时遇到患者不是 AMI，其 CK 总酶活性正常而 CK-MB 活性增高的现象。巨 CK1 多见于老年人，流行病学调查其发生率为 4.3%；其次还多见于风湿性疾病，其他心脏病、各种肌病和肿瘤。如果 CK-MB/总 CK 比值超过 30%或甚至 50%以上，排除标本溶血后要考虑巨 CK 问题或 CK-BB 和腺苷酸激酶（AK）的干扰。所以，用酶法测定 CK-MB 作为诊断 AMI 的指标，存在着巨 CK 的干扰，在临床应用中应加以警惕。

三、AMI 诊断的新指标

为了克服血清心肌酶在诊断 AMI 上的缺点和不足，近年来人们一直在寻找新的生化指标和检测方法。目前比较成熟，而且得到世界医学界公认的指标是血清心肌肌钙蛋白 (cTn)、血清肌红蛋白（Mb）和血清肌酸激酶同工酶- MB（CK-MB)，但是后者的检测方法为免疫学抗原-抗体反应的方法，测定的是 CK-MB 的真正化学含量，而不是酶的活性，报告单位是 μg/L，而不是 IU/L。免疫法克服了酶法中巨 CK 等物质对测定 CK-MB 的干扰，称为 CK-MB 质量法测定（CK-MBmass)。表 3-5 所显示是上述三项诊断 AMI 的新指标与 AMI 发生的时间关系。

表 3-5 三种心肌损伤蛋白在 AMI 发生后的变化规律

心肌损伤蛋白	开始升高时间	达高峰时间	恢复正常时间
Mb	2～6 h	6～12 h	1 d
cTnI	3～8 h	12～24 h	7～10 d
cTnT	3～8 h	12～96 h	7～14 d
CK-MBmass	2～6 h	9～30 h	3 d

说明：cTnT 和 cTnI 是心肌肌钙蛋白的两种成分。

临床上将上述三项指标分成两类：一类是早期标志物（症状出现 6 小时内血中明显增高，达到诊断值)，目前认为较好的早期标志物是肌红蛋白（Mb)。血清中的肌红蛋白来源于肌肉组织的损伤，主要是骨骼肌损伤，当然也包括心肌损伤。由于肌红蛋白分子量小，在

AMI 发生后 2～6 小时左右就开始升高，6～12 小时达高峰，此时几乎所有的病例血清 Mb 水平都达到了 AMI 的诊断水平，因此十分有助于 AMI 的早期诊断。另一类是确定标志物（发病后 6～9 小时血中出现增高并持续数天，对心肌梗死的敏感性和特异性都较高的物质），心肌肌钙蛋白（cTn）是目前认为较好的确定标志物（发病后 4～12 小时明显增高，并可持续4～10天）。

检验科检测心肌肌钙蛋白的手段通常有两种，一种是定性或半定量检测，可以采用快速诊断卡，30 分钟内报告结果，现称为床旁检查（POCT）。另一种是定量检查，通常需要上机检测，时间大约需要 1 小时左右。临床医生可根据临床需要选择。

四、AMI 的生化诊断

根据文献报告，血清心肌肌钙蛋白、血清肌红蛋白和血清肌酸激酶同工酶-MB 质量法测定对诊断 AMI 的评价见表 3-6。

表 3-6　几种心肌损伤血清标志物对诊断 AMI 的界值和特性

血清标志物	参考值范围	诊断界值	特异性（%）	敏感性（%）
CK-MBmass	0～5 μg/L	＞5 μg/L	92	17～62
cTnI	＜0.1～0.2 μg/L *	＞0.2 μg/L	＞95	＞98
cTnT	＜0.1 μg/L	＞0.1 μg/L	＞80	＞98
Mb	＜80 μg/L	＞100 μg/L	50～59	77～95

* 取决于不同试剂。

根据欧洲心血管协会（ESC）和美洲心血管协会（ACC）2000 年 4 月 15 日批准发表的关于《心肌梗死重新定义》的文件，急性、进展性或新近发生的心肌梗死诊断标准是：

1. 肌钙蛋白典型上升随后降低或 CK-MBmass 迅速升高后降低，加上以下条件中至少一项指标

（1）缺血的临床症状；

（2）心电图中出现病理性 Q 波；

（3）心电图中有缺血指征（ST 上升或下降），或

（4）有冠状动脉介入史（如血管成形术）。

2. 病理检查发现急性心肌梗死

在急诊工作中，及时控制不稳定心绞痛（UAP）短期出现的心脏事件是非常重要的，这就要求急诊科医生和社区医疗服务中心的全科医生早期诊断并判断其危险度分层。在这方面血清 cTnI 和 Mb 的检测可以起到关键作用。也就是说，对于已经诊断为不稳定心绞痛的患者，测定血清 cTnI 和/或 Mb 可以预示患者在短期内发生 AMI 的可能性，这对于妥善处理不稳定心绞痛患者提供了依据。例如，关于血清 cTnI 结果的临床解释：＜0.1 μg/L 不存在急性心肌损伤；0.1～0.4 μg/L 可考虑不稳定性心绞痛；0.4～1.5 μg/L 有些患者可考虑不稳定性心绞痛，而对有些患者来说可诊断急性心肌梗死，需结合临床和心电图综合分析；＞1.5 μg/L 应诊断急性心肌梗死。

肝功能与肝脏疾病

肝是人体重要的代谢器官，其主要功能有：①代谢功能：参与糖类、脂类、蛋白质、维生素的合成、分解和储存；核酸代谢；激素的生物转化；胆红素和胆汁酸的代谢。②排泄功能：如胆红素、胆汁酸、药物、某些阴离子染料等的运输和排泄。③解毒功能：参与对药物、毒物等化合物的氧化、还原、水解、结合等。④凝血和纤溶因子、纤溶抑制因子的生成及对活性凝血因子的清除等。

肝的病理状态可分为：①肝细胞损伤。②间质反应。③胆汁淤积。④局限性肝损害。⑤肝血管系统损害。以上病理改变往往合并存在，但有所侧重，从而出现各种肝病的实验室检查特征，导致有关的试验结果异常。

肝病实验室检查的主要目的 ①对肝胆系统疾病进行病因、病种、病型的诊断。②了解肝细胞有无损伤及损伤程度。③对肝功能状态做动态比较，了解治疗效果及预后估计。④手术前的准备和用药监护，评价肝的储备功能。⑤健康普查，辅助检出亚临床肝病。

一、血清酶学检查

肝是人体含酶最丰富的脏器。当细胞膜受损或细胞坏死时，细胞内各种酶释放入血，使血清酶活性增高；但有些由肝细胞合成的酶活性可能下降。不同病因虽可引起类似的肝病变，但其血清酶的变化规律并不相同。

（一）血清转氨酶测定

用于检测肝细胞损伤的主要有丙氨酸氨基转移酶（ALT）和天冬氨酸氨基转移酶（AST）。目前采用IFCC推荐的酶动力学法测定ALT和AST的参考值为：ALT10～40 U/L（37℃）、AST10～40 U/L（37℃）、AST/ALT比值：1.15左右。

在急性肝炎过程中，血清ALT活性高低多与临床病情轻重相平行。①急性病毒性肝炎早期ALT升高，出现黄疸后ALT急剧升高，高峰可达正常人的10倍以上，至黄疸极期ALT迅速下降。无黄疸患者早期血清ALT急剧升高，达高峰后迅速下降至100～200 U/L时，常常持续一段时间后恢复正常。②部分无黄疸型肝炎患者早期ALT升高不明显，长期处于较高水平，持续数月或数年而转为慢性肝炎。③轻型无黄疸型肝炎常常只有一过性ALT升高，很快恢复正常。急性肝炎恢复期AST先于ALT恢复正常。重症肝炎和亚急性肝炎早期，ALT明显增高，随病情进展，因大量肝细胞坏死，致血中ALT下降，甚至在正常范围内，与此同时胆红素却进行性升高，呈现“酶胆红素分离”现象，此为重症肝炎临终期的表现，预后极差。在急性肝炎时，肝细胞轻度损害，线粒体未受破坏，血中ALT升高程度大于AST，AST/ALT比值降低，而且血清中AST大部分为c-AST（细胞浆同工酶AST），如损害严重，线粒体受到破坏，血清m-AST（线粒体同工酶AST）才升高，故m-AST升高是肝细胞坏死的指征。

急性肝炎患者如血清ALT活性持续升高或反复波动达半年以上者，说明已成为慢性肝炎。慢性迁延性肝炎患者血清ALT、AST轻度上升，一般不超过参考值上限的3倍，有时可降至正常。当病变累及线粒体时AST升高程度可超过ALT，同时AST/ALT比值上升。慢性活动性肝炎，ALT多数升高至参考值3～5倍以上，且长期维持在较高水平。如伴有肝坏死时ALT可升高到参考值10倍以上。

酒精性肝炎，药物性肝炎和脂肪肝时 ALT 可持续轻度升高。

肝硬化代偿期病人血清 ALT 可轻度增高或正常，失代偿期 ALT 可持续升高。系统观察 ALT 的变化对判断预后及分析病因有一定意义。胆汁淤积性肝硬化时，ALT 活性较高，可与黄疸平行。肝硬化病变累及线粒体时，多数 AST 升高程度超过 ALT。

正常情况下，肝细胞内 ALT 及 AST 的一部分可通过肝细胞膜到肝窦状隙而进入血液，另一部分通过溶酶体分泌进入毛细胆管，排入小肠。故当各种原因引起胆道梗阻时，后一部分酶返流入血，导致 ALT 中度升高，梗阻缓解后 1～2 周即可恢复正常。

急性心肌梗死、右心功能不全、多发性肌炎、急性肾盂肾炎、大叶性肺炎、支气管炎、传染性单核细胞增多症、溃疡性结肠炎、细菌性或阿米巴性肝脓肿、疟疾、血吸虫病、外伤、手术等均可造成血清 ALT 和 AST 增高。某些化学药物如异烟肼、氯丙嗪、利福平、环磷酰胺和某些抗生素等也可引起血清 ALT 增高，所以 ALT 单项增高，需结合临床综合分析。

注意事项：红细胞中 AST 和 ALT 分别为血清含量的 15 倍与 7 倍，明显溶血标本可干扰测定。剧烈运动后测定也会有轻度增高。

（二）碱性磷酸酶测定

碱性磷酸酶（ALP）是一组催化有机磷酸酯水解的酶。血清中的 ALP 主要来源于肝、骨骼，少部分来自小肠和妊娠期胎盘组织，肾也有极少量。肝细胞产生的 ALP 一般从胆道排入小肠。IFCC 推荐的酶动力学方法：成人 男性：20～115 U/L（37℃），女性：20～105 U/L（37℃）。

妊娠 3 个月时胎盘即可产生 ALP，9 个月达高峰，分娩后一个月左右即恢复正常；绝经期后妇女血清 ALP 水平有所上升；新生儿、儿童、青少年骨骼生长期 ALP 比成人高，1～5 岁有一个高峰，是成人的 2～4 倍；10～18 岁再有一个高峰，是成人的 4～5 倍。上述情况称为生理性增高，没有临床意义。

当肝胆管梗阻及成骨细胞增生活跃时，血清 ALP 水平均可增高。梗阻性黄疸时，由于肝内、外梗阻使胆汁排出不畅；胆汁具有表面活性剂作用，可洗脱 ALP 返流入血；毛细胆管内压亢进可诱发 ALP 生成增加等原因导致血中 ALP 浓度呈明显持续性升高，梗阻解除后恢复正常。肝炎或肝硬化时，ALP 可轻度增高，很少超过正常上限的 3 倍。原发性或继发性肝癌时，肿瘤组织压迫附近胆小管使之阻塞，肿瘤组织或炎症刺激周围肝细胞过多产生 ALP，引起血中 ALP 明显升高。

此外，骨骼系统病变，如成骨细胞瘤、骨折恢复期、佝偻病、转移性骨肿瘤（前列腺癌、膀胱癌、乳腺癌、原发性肝癌）等，成骨细胞增生和功能旺盛，产生过多的 ALP，故血清 ALP 可有程度不同的升高。

ALP 同工酶检测对肝外阻塞性黄疸及肝内胆汁郁积性黄疸、原发与继发性肝癌具有鉴别意义。ALP1 是细胞膜组分，ALP2 来自肝脏，ALP3 来自骨骼，ALP4 来自妊娠期胎盘，ALP5 来自小肠，ALP6 是 IgG 和 ALP2 的复合物。ALP1 升高可见于肝外胆管梗阻，如转移性肝癌、肝脓肿、肝淤血等并可伴有 ALP2 的升高。而肝内胆管梗阻所致胆汁淤积，如原发性肝癌及急性黄疸性肝炎患者则以 ALP2 的增高为主，ALP1 相对减少。

（三）γ-谷氨酰转移酶测定

γ-谷氨酰转移酶（GGT）是参与氨基酸代谢 γ-谷氨酰基循环中的一个重要酶。该酶在体内分布较广，血清中的 GGT 主要来自肝，少量来自肾、胰腺。GGT 在肝内由肝细胞线粒体产生，分布在肝细胞膜及毛细胆管的上皮。当肝内合成亢进或胆汁排出受阻时，血清中GGT增高。IFCC推荐的酶动力学方法：男性<64 U/L（37℃）、女性<45 U/L（37℃）。

急性肝炎时，肝细胞合成和释放GGT增加，其变化一般与ALT平行，但升高幅度较低。若在恢复期，其他肝功能指标都已正常，而GGT仍未复原，提示肝炎尚未痊愈。如反复波动或长期维持较高水平，则应考虑肝炎有慢性化趋势。慢性肝炎时，GGT轻度升高或正常，如长期持续升高，则预示病情有进展。

95%的肝癌患者血清中GGT增高，由于癌细胞逆分化，如胚胎期肝细胞产生GGT增多、肿瘤组织或周围炎症刺激，使肝细胞膜的通透性增加，肿瘤压迫引起局部胆道梗阻、胆汁排泄受阻，酶逆流入血，均致血中GGT明显增高，可大于正常几倍或几十倍。癌组织的大小、范围与GGT的升高有关，监测血中GGT浓度可观察肿瘤疗效和预后。GGT是反映肝内占位性病变、胆汁淤积及胆道梗阻最敏感的酶学指标之一。

由于各种原因引起的肝内、外梗阻，GGT排泄受阻而返流入血，血中GGT可明显升高。GGT浓度与阻塞的时间和程度相关，阻塞时间越长，程度越重，GGT上升幅度越大。一旦阻塞解除，GGT可恢复正常。

对肝硬化患者来说，代偿期GGT多正常，若失代偿期或伴有炎症、进行性纤维化则GGT可升高，其升高程度与纤维化成正比。

其他，如系统性红斑狼疮、单核细胞增多症等患者血清GGT均可轻度增高。某些药物能使血中GGT活性升高，如：抗癫痫药（扑癫酮）、镇静药（巴比妥、苯妥英钠）、三环类抗抑郁药、对乙酰氨基酚或其他能诱导肝微粒体生物转化系统的药物均可致GGT升高，停药后血中GGT水平降至正常。

同时测定ALP与GGT有助于鉴别ALP的来源：GGT与ALP同时增高常源于肝疾患；GGT正常，ALP升高源于肝外疾患，如骨骼系统疾病等。

二、蛋白质代谢功能检查

肝是机体蛋白质代谢的主要器官，肝合成的蛋白质约占人体每天合成蛋白质总量的40%以上，如清蛋白、糖蛋白、核蛋白、脂蛋白、凝血因子、抗凝因子、纤溶因子、酶蛋白及各种转运蛋白等。

（一）血清总蛋白和清蛋白以及清、球蛋白比值测定

血清总蛋白（TP）是血清清蛋白（Alb）和球蛋白（G）的总和。清（白）蛋白是由肝实质细胞合成，在血浆中的半寿期约为20天，占血浆总蛋白的40%～60%，它是血浆中重要的运输蛋白，清蛋白具有维持血浆胶体渗透压和缓冲血液酸碱度的能力。血清清蛋白的浓度也能反映肝损伤的程度，有助于疗效的观察及预后的判断。

参考值范围：血清总蛋白：60～82 g/L，血清清蛋白：35～50 g/L，血清球蛋白：20～30 g/L，清蛋白∶球蛋白比值（A/G）：1.0～2.0∶1。

1. 急性肝脏损伤早期或局灶性肝脏损伤等轻度肝损害时，血清清蛋白可正常或轻度下降、球蛋白可轻度升高、TP和A/G均可正常。急性、亚急性重症肝炎早期多数血清TP为明显下降，而γ-球蛋白增加；晚期发生肝坏死，TP明显下降。

2. 慢性肝病　如慢性肝炎、肝硬化及肝癌等，常见清蛋白减少和γ-球蛋白增加，A/G比值下降。随病情加重而出现A/G比值倒置，提示肝功能严重损害。清蛋白持续下降者多

预后不良；治疗后清蛋白上升，说明治疗有效。清蛋白减少到30g/L以下，易发生腹水。

3. 肝外疾病　①TP或Alb减少可见于：蛋白质丢失过多，如肾病综合征、大面积烧伤等；蛋白质分解过盛，如恶性肿瘤、甲状腺功能亢进等；蛋白质摄入不足，如慢性营养障碍等。②球蛋白增加可见于：自身免疫病如系统性红斑狼疮等；γ-球蛋白单克隆增生，如多发性骨髓瘤；多克隆球蛋白增多，如慢性感染（黑热病、血吸虫病等）。

（二）血清蛋白电泳

醋酸纤维薄膜和琼脂糖凝胶是目前蛋白电泳最常采用的两大介质。蛋白质在碱性条件下带不同量的负电荷，在电场中由阴极向阳极泳动。由于蛋白质等电点的差异，电泳后由正极到负极可分为清蛋白（Alb）、α_1-球蛋白、α_2-球蛋白、β-球蛋白和γ-球蛋白五个区带。血清蛋白电泳是初步了解血清蛋白中主要组分的一种技术方法，通过血清蛋白电泳可反映肝细胞损伤程度和病变范围，也可用于其他疾病时有关蛋白质代谢的观察。

参考值范围（醋酸纤维膜法）：清蛋白：0.62～0.71（62%～71%）、α_1-球蛋白：0.03～0.04（3%～4%）、α_2-球蛋白：0.06～0.10（6%～10%）、β-球蛋白：0.07～0.11（7%～11%）、γ-球蛋白：0.09～0.18（9%～18%）。

临床意义：血清清蛋白减少与γ-球蛋白增加是肝病患者血清蛋白电泳检查时的共同特征，其减少与增加的程度与肝实质损伤相关。急性肝炎早期或病变较轻时，电泳结果多无异常。但随病情加重和时间延长，电泳谱形可改变，清蛋白、α及β-球蛋白减少，γ-球蛋白增高。γ-球蛋白增生的程度与肝炎的严重程度成正比。慢性肝炎、肝硬化时清蛋白中度或高度减少。α_1、α_2和β-球蛋白也有降低倾向，γ-球蛋白明显增加，并可出现β-γ桥，即电泳图谱上从β区到γ区带连成一片难以分开，或两区间仅见一浅凹，如同时有α_1、α_2-球蛋白减少。β-γ桥出现的原因系由IgA、IgM、IgG同时增加，而IgA和IgM在电泳上位于β区和γ区之间所致，肝硬化时常有多克隆免疫球蛋白升高，特别当IgA明显升高时，使β区与γ区融合一片，出现了β-γ桥。肝癌时α_1、α_2-球蛋白明显增高，有时可见在白蛋白和α_1-球蛋白的区带之间出现一条甲胎蛋白区带，具有诊断意义。此外，肝外疾患时血清蛋白电泳也有不同的变化，如①肾病综合征时，由于尿中排出大量清蛋白而使血清中清蛋白水平明显下降，α_2及β-球蛋白升高。②多发性骨髓瘤、华氏巨球蛋白血症、良性单克隆免疫球蛋白增生症时血清蛋白电泳图谱β至γ区带处出现一特殊单克隆区带，称为M蛋白。③系统性红斑狼疮、风湿性关节炎等自身免疫性疾病患者可有不同程度的白蛋白下降及γ-球蛋白升高。健康人和不同疾病血清蛋白电泳扫描图形比较见图3-1。

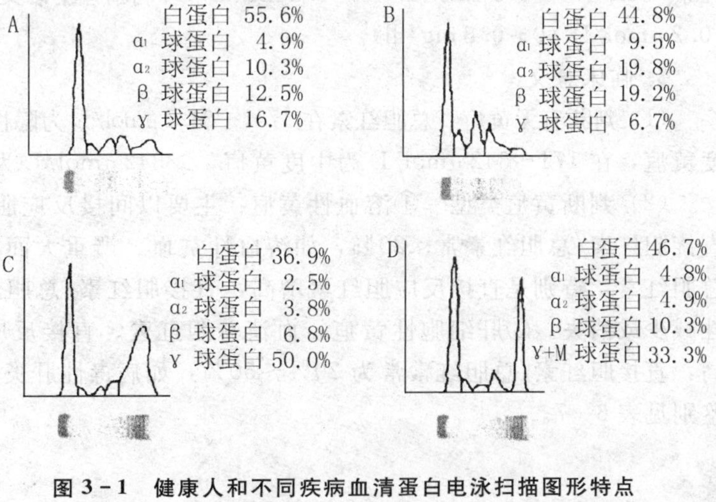

图3-1　健康人和不同疾病血清蛋白电泳扫描图形特点

A. 健康人　B. 肾病综合征　C. 肝硬化　D. 多发性骨髓瘤

（引自　王建中主编．实验诊断学．北京：北京大学医学出版社，2004）

三、肝脏阴离子转运功能检查

（一）胆红素代谢检查

胆红素由血红素分解代谢而来，主要来源于衰老红细胞在单核吞噬细胞系统中被破坏而产生，约占人体胆红素总量的75%～80%。在血循环中，胆红素主要以胆红素-清蛋白复合物的形式存在和运输，称为游离胆红素。游离胆红素随血运输到肝，在肝细胞膜上与清蛋白解离后，又被肝细胞所摄取。在胆红素-尿嘧啶核苷二磷酸葡萄糖醛酸转移酶的催化下，游离胆红素被转化为结合胆红素。结合胆红素随胆汁排泄至肠管后，在回肠末端至结肠部位，在肠道菌的作用下大部分被水解而脱下葡萄糖醛酸，逐渐被还原成尿胆原。正常人每天从粪便排出40～280 mg尿胆原，它在肠管下段接触空气后被氧化成为尿胆素，随粪便排出，成为粪便的主要色素。一部分尿胆原可被肠黏膜重吸收进入肝门静脉，其中大部分以原形再排入胆道，小部分（0.4～4 mg）经体循环随尿排出。

根据胆红素是否直接与重氮试剂反应，将其分为直接反应胆红素和间接反应胆红素。前者实质是由胆红素分子与一到两个葡萄糖醛酸分子单独酯化的结构，易溶于水，可通过肾排泄，能直接与重氮试剂反应；后者的组成是游离结构，在循环中主要与清蛋白结合，间接反应胆红素一般不能与重氮试剂直接反应，必须有“加速剂”的参与，如甲醇、咖啡因等的参与才能发生反应。

1. 血清胆红素测定

血清总胆红素可在加速剂（甲醇、咖啡因等）的作用下，与重氮试剂反应生成偶氮胆红素，出现颜色反应，颜色的深浅与胆红素的浓度有关，通过比色法即测得血清总胆红素的含量。血清标本与重氮试剂混合后，在规定时间所测定的胆红素，相当于直接反应胆红素含量，总胆红素减去直接反应胆红素即为间接反应胆红素含量。

2. 参考值范围

总胆红素（STB）：1.7～17.1 μmol/L（0.1～1.0 mg/dl），其中直接胆红素又称结合胆红素（CB）：0～6.8 μmol/L（0～0.2 mg/dl），间接胆红素又称非结合胆红素（UCB）：1.7～10.2 μmol/L（0～0.8 mg/dl）。

3. 临床意义

（1）判断有无黄疸　总胆红素在17.1～34.2 μmol/L为隐性黄疸，在34.2～171 μmol/L为轻度黄疸，在171～342 μmol/L为中度黄疸，＞342 μmol/L为重度黄疸。

（2）判断黄疸类型　①溶血性黄疸：主要以间接反应胆红素和血清总胆红素增多为主，直接胆红素/总胆红素常＜20%，如溶血性贫血、严重大面积烧伤等。②阻塞性黄疸：血清总胆红素，特别是直接反应胆红素增高，直接胆红素/总胆红素常＞50%，尿胆原可呈间歇性减少或消失。③肝细胞性黄疸：血清总胆红素、直接反应胆红素及间接反应胆红素皆增高，直接胆红素/总胆红素常为20%～50%，如病毒性肝炎等。三种不同类型黄疸的实验室鉴别见表3-7。

表 3-7　正常人及常见黄疸的胆色素代谢检查结果

	血清胆红素（μmol/L）			尿内胆色素（μmol/L）		粪便颜色
	CB	UCB	CB/STB	尿胆红素	尿胆原	
正常人	0～6.8	1.7～10.2	0.2～0.4	阴性	0.84～4.2	黄褐色
梗阻性黄疸	明显增加	轻度增加	>0.5	强阳性	减少或缺少	浅黄色或灰白
溶血性黄疸	轻度增加	明显增加	<0.2	阴性	明显增加	深棕色
肝细胞性黄疸	中度增加	中度增加	0.2～0.5	阳性	正常或轻度增加	棕黄色

CB：结合胆红素（直接胆红素）UCB：非结合胆红素（间接胆红素）STB：总胆红素。

（3）新生儿生理性黄疸　原因：①RBC破坏过多，新生儿RBC的半寿期是70～90天。胎儿期氧气通过胎盘从母体血中获得，体内呈低氧环境，则刺激RBC生成素的产生，进而制造过多的RBC。另外，胎儿娩出时，易造成某种损伤致RBC被破坏。②新生儿肝细胞内的二磷酸尿嘧啶核苷葡萄糖脱氢酶和葡萄糖醛酸转移酶不足。③新生儿肝细胞内含Y蛋白极微，使肝细胞摄入胆红素能力不足，引起胆红素排泄障碍。④新生儿肠肝循环增加，加重胆红素的回吸收和肝清除胆红素的负担。鉴于以上原因，出生儿在24小时后至一周内可出现黄疸。

（二）总胆汁酸（TBA）测定

胆汁酸在肝细胞内由胆固醇转化生成，成年人每日合成400～600 mg，均存在于胆汁中。在肝细胞内合成的为初级胆汁酸，其主要成分有胆酸（CA）、鹅脱氧胆酸（CDCA），而后在肠道内经肠内细菌分解作用形成的为次级胆汁酸，主要成分有脱氧胆酸（DCA），还有少量石胆酸（LCA）及微量的熊脱氧胆酸（UDCA）。总胆汁酸（total bile acid，TBA）在脂肪的吸收、转运、分泌和调节胆固醇代谢方面起重要作用。肝细胞分泌的初级胆汁酸大部分以结合形式分泌入胆汁，再排入小肠，约95%的胆汁酸在回肠末端被重吸收经门静脉至肝，肝细胞将90%～95%所摄取的胆汁酸经过肝细胞转变为结合胆汁酸后，连同新合成的初级胆汁酸一起再分泌至胆汁中，这种由肠至肝的过程，称为肠肝循环。

1. 参考值范围　<10 μmol/L。

2. 临床意义　急性肝炎时，肝细胞损伤不能有效摄取经肠道回吸收的胆汁酸，致使胆汁酸池变小，胆汁中胆汁酸浓度降低，血清胆汁酸水平升高。慢性活动性肝炎时由于门-腔静脉旁路的形成，胆汁酸不再局限于肝外循环中，导致胆汁酸直接进入腔静脉，分布异常。再则由于胆汁酸合成减少，胆汁酸池只有正常人的一半，故初级胆汁酸水平升高。胆汁淤积综合征时由于肝内和肝外胆汁淤积，胆汁分泌障碍，不能有效地排出胆汁酸，使血中胆汁酸升高。此外，进一步分析血清总胆汁酸的具体成分，对肝疾病和胆道疾病的鉴别有一定临床意义，如血清CA/CDCA比值可作为肝胆阻塞性疾病与肝实质细胞损伤性疾病的鉴别指标。

四、肝纤维化的实验室检查

肝纤维化是肝硬化前期的必经阶段，各种病因导致的慢性肝损伤均可使肝细胞及其所占空间减少、间质细胞增多及细胞外间质（尤其是胶原）含量增加。用于反映肝纤维化的检查指标有Ⅲ型前胶原N末端肽（P-Ⅲ-P）、Ⅳ型胶原、血清透明质酸（hyaluronic acid，HA）、层连蛋白（laminin）及脯氨酸羟化酶等。下面对P-Ⅲ-P及Ⅳ型胶原做一简介。

1. 肝细胞及间质细胞产生的Ⅲ型胶原，经肽酶切下两端的非螺旋球形伸展部即为前胶原肽而游离入血，测定血中P-Ⅲ-P能反映肝细胞胶原合成量。Ⅳ型胶原是肝基底膜的主要成分，它有两个末端，7S胶原组分为Ⅳ型胶原氨基末端的四聚体，NC1为Ⅳ型胶原羧基末端的二聚体，均参与寡聚体的形成，在肝脏受损后Ⅳ型胶原合成增多。慢性活动性肝炎多伴有进行性肝纤维化。

2. 参考值范围　P-Ⅲ-P＜100 ng/L，Ⅳ型胶原＜140 ng/ml（ELISA方法）。

3. 临床意义　Ⅲ型胶原与肝纤维化及肝脏炎症坏死有关，是纤维形成的活动性指标。有报道晚期肝硬化病人血清P-Ⅲ-P比相对早期肝硬化病人血清P-Ⅲ-P反而低，提示肝硬化晚期Ⅲ型胶原合成率降低。故对肝脏损害的病人血中P-Ⅲ-P浓度的动态观察更具有临床意义。Ⅳ型胶原是目前临床上主要用于观察肝硬化的指标，急性肝炎时，虽然有大量肝细胞损害，但无明显结缔组织增生，血清Ⅳ型胶原浓度无显著增加。慢性肝炎、肝硬化、原发性肝细胞癌血清Ⅳ型胶原浓度依次增加。

五、肝功能的组合检查

病毒性肝炎或其他原因的肝损害在发病过程中有不同类型和阶段，因此有针对性地选择适当的肝功能指标是一个非常实际的临床问题，具体建议见表3－8。

表3－8　关于肝功能组合检查的建议

检查项目	急性肝炎	慢性肝炎	肝外阻塞	肝内阻塞	肝硬化
ALT	√		√	√	
AST	√				
ALP		√	√	√	
GGT		√	√	√	
DBil	√		√		
IBil	√		√		
TP		√			√
A、A/G		√			√
PT、Fig		√			√
P-Ⅲ-P					√
Ⅳ型胶原					√

六、肝功能指标的临床应用

上述各种肝功能指标在临床上常需要综合分析，才能对不同类型的肝脏疾病具有指导意义，见表3－9。

表 3-9　几种常见肝病的实验室指标改变

疾病	AST	ALT	STB	ALP	γ-GT	ALB	Globin	TBA	PIIIP
急性肝炎	↑↑↑	↑↑↑	N-↑↑	N-↑	↑	N	N	↑↑	↑
乙醇性肝炎	↑	↑	N-↑	N-↑	↑↑↑	N	N	↑	↑
慢性肝炎	↑	↑	N-↑	N-↑	N-↑	↓	↑	↑	↑
肝硬化	N-↑	N-↑	N-↑	N-↑	N-↑	↓↓	↑↑	↑	↑↑
胆汁淤积	N-↑	N-↑	↑-↑↑↑	↑↑↑	↑↑	N	N	↑	N
肝癌	N-↑	N-↑	N-↑	↑↑	↑↑↑↑	N-↓	N-↑	↑	↑↑
暴发性肝衰竭	↑↑↑	↑↑	↑↑	↑↑	↑↑	↓	N-↑	↑	N

同时还应当认识到上述肝功能指标还对非肝脏疾病的诊断有参考价值，如胆囊疾病、代谢性疾病等。

七、病因检查

最后，要特别强调的是肝功能异常只能提示患者有肝脏或者胆囊疾病，但是是哪一种疾病还需要结合病史、临床表现和其他方面的检查。比如，诊断病毒性肝炎需要进行相应的血清学检查，检查肝炎病毒的抗原或抗体；诊断肝癌还需要检查甲胎蛋白（AFP）和进行肝脏B超和CT的检查；诊断胆囊和胰腺疾病也需要进行B超等有关检查。图3-2是急性病毒性肝炎血清学检查步骤示意图。

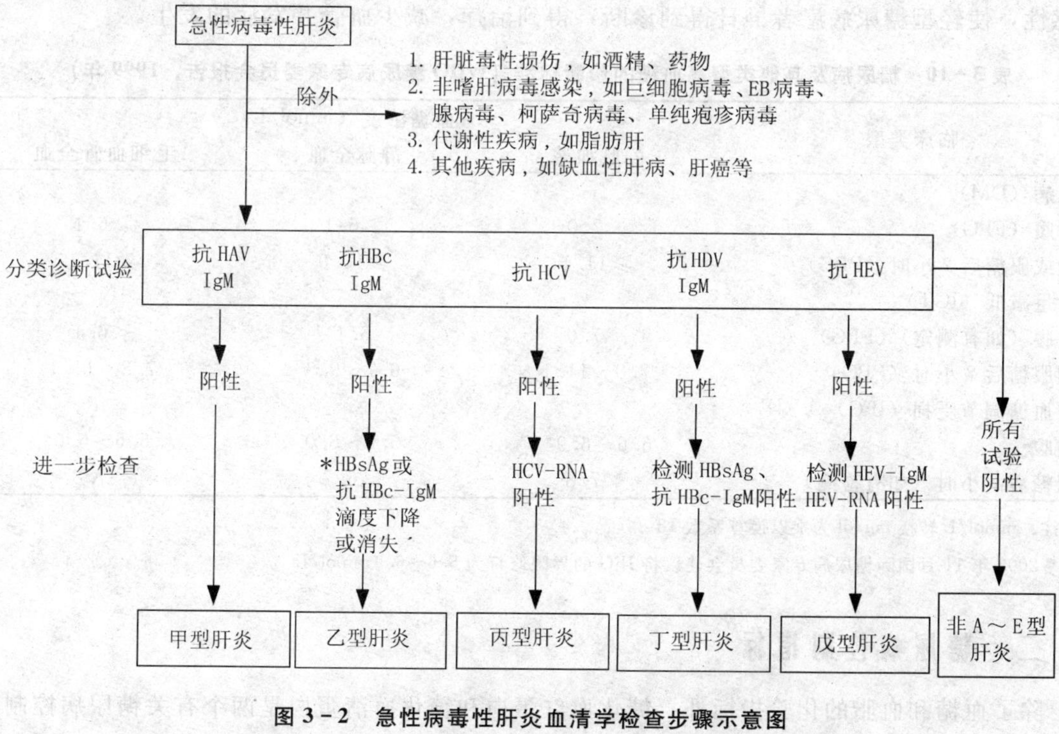

图 3-2　急性病毒性肝炎血清学检查步骤示意图

（引自 王建中主编．实验诊断学．北京大学医学出版社，2004）

*HBsAg或抗 HBc-IgM滴度在乙肝急性期升高，在乙肝慢性期降低。

血糖和糖尿病的诊断和治疗监测

糖尿病是一种由于胰岛素分泌障碍而引起的慢性代谢性疾病，其急性代谢性并发症和慢性血管合并症是导致患者生活质量下降、致残和死亡的主要原因，尤其对2型糖尿病患者来说，慢性血管合并症，像冠心病、脑卒中和糖尿病肾病更是最常见，最具有危害性。目前全世界有糖尿病患者大约1.3亿，2010年可能达到2.3亿。

一、糖尿病诊断

糖尿病诊断的主要依据是实验室的检查，近20年来有关糖尿病的诊断标准进行了数次修正，从原来空腹血糖140 mg/dl，减低到126 mg/dl，表明人们对糖尿病早期诊断的重视和警惕性。表3-10是1999年WHO的一个诊断标准。

由于人们认识到糖尿病的最大危害是它的血管并发症，而且这种并发症的诊断和治疗是否及时将直接影响患者的寿命和生活质量，因此，近二十年来人们对糖尿病的诊断标准逐渐放宽。

70年代末和80年代初，推荐空腹血糖水平（FPG）7.8 mmol/L（140 mg/dl）和餐后2小时血糖11.1 mmol/L（200 mg/dl）作为糖尿病的诊断标准。后来人们研究发现，在这样的诊断标准下诊断出的患者视网膜病变的发生率增高。为了减低糖尿病患者视网膜病变的发生率，90年代，根据流行病学研究资料，美国糖尿病协会（ADA）和WHO推荐将糖尿病的空腹血糖水平降低到7.0 mmol/L（126 mg/dl）。这样做的目的是提高PFG诊断糖尿病的敏感性，使轻型糖尿病患者早日得到诊断，得到治疗，减少血管并发症的发生。

表3-10　糖尿病及其他类型高血糖的诊断标准（WHO糖尿病专家委员会报告，1999年）

临床类型	血糖浓度（mmol/L）		
	静脉血浆	静脉全血	毛细血管全血
糖尿病（DM）			
空腹（FPG）	≥7.0	≥6.1	≥6.1
和或服糖后2小时（PBG）	≥11.1	≥10.0	≥11.1
糖耐量减低（IGT）			
空腹（如有测定）（FPG）	<7.0	6.1	<6.1
和服糖后2小时（PBG）	7.8～11.1	6.7～9.9	7.8～11.1
空服血糖调节受损（IFG）			
空腹	6.6～6.9*	5.6～6.0	5.6～6.0
服糖后2小时（如有检测）	<7.8	<6.7	<7.8

注：mmol/L转换mg/dl为乘以换算系数18

* 2003年11月国际糖尿病专家委员会建议将IFG的界限修订为5.6～6.9 mmol/L

二、糖尿病控制指标

除了血糖和血脂的化验指标外，糖化血红蛋白和糖化血清蛋白是两个有关糖尿病控制状况的重要指标。

糖化血红蛋白是指血红蛋白分子中的β链的氨基酸末端与葡萄糖结合成的一种糖化血红

蛋白，主要是 HbA_{1a}，HbA_{1b}和 HbA_{1c}，正常人 HbA_1 占 Hb 总量的 97%，其中 HbA_{1c}与葡萄糖结合最强，占 Hb 总量的 4%～6%。在糖尿病患者由于高血糖，使得糖化血红蛋白含量增加，占血红蛋白总量的比重也明显增加，其中以 HbA_{1c}最为突出，达到正常人的 1～3 倍。糖化血红蛋白形成的过程非常缓慢，而且不容易解离。随着糖尿病的治疗和控制，血糖可以很快降低，但是糖化血红蛋白却维持在一个较高的水平，大约需要 2 个月的时间才能逐渐恢复到正常水平，所以，测定血液中糖化血红蛋白的含量可以反映患者近 2 个月以来的疾病控制状况。可以说，糖化血红蛋白的测定是糖尿病控制的远期指标。

糖化血清蛋白是由血液中葡萄糖与血清蛋白的 N 末端发生非酶促反应形成的化合物，首先其中 90%的葡萄糖与血清清蛋白链上第 189 位赖氨酸结合形成高分子的酮胺键结构，然后再经过一系列生化反应最终生成糖化血清蛋白。由于清蛋白的半衰期为 17～20 天，因此糖化血清蛋白的测定可以反映糖尿病患者近 1～2 周内的平均血糖水平，作为疾病控制的一项中期指标。

而空腹和餐后血糖的测定仅反映糖尿病患者疾病控制的近期指标。

这样上述三个指标结合起来，我们对糖尿病患者治疗效果和疾病控制状况就有了更为全面的了解，有利于我们对糖尿病患者的科学管理。表 3－11 是 2005 年公布的亚洲、太平洋地区 2 型糖尿病治疗的控制目标。

老年糖尿病患者的控制指标另有规定，控制范围较宽，是为了防止治疗过程中低血糖对老年患者的不良影响。其控制指标见表 3－12。

表 3－11　糖尿病控制目标和开始干预的起点（亚洲-太平洋地区 2 型糖尿病政策组，2005 年第 4 版）

指标	目标值	指标	目标值
1. HbA1c	6.5%	6. 尿白蛋白/肌酐	
2. 血压	130/80 mmHg		2.5 mg/mmol（22 mg/g）（男性）
3. LDL-胆固醇	2.5 mmol/L（97 mg/dl）		3.5 mg/mmol（31 mg/g）（女性）
4. HDL-胆固醇	1.0 mmol/L（39 mg/dl）	7. 运动	150 分/周
5. 甘油三酯	1.5 mmol/L（133 mg/dl）		

注：

1. 若表中第 1 项指标＞目标值，第 2、3、5、6 项指标≥目标值，第 4 项指标≤目标值，则需要对各个指标开始干预治疗，以保证第 1 项指标≤目标值，第 2、3、5、6 项指标＜目标值，第 4 项指标＞目标值

2. 本表中未提及血糖控制目标。2002 年第 3 版中要求空腹血浆葡萄糖控制在 4.4～6.1 mmol/L，非空腹血浆葡萄糖控制在 4.4～8.0 mmol/L

表 3－12　老年糖尿病和一般糖尿病人控制指标的比较

指标	老年糖尿病患者*	一般糖尿病患者
血糖（mmol/L）		
空腹	6.7～9.0	4.4～6.1
餐后 2 小时	6.7～12.0	4.5～8.0
GHbA1c（%）	7.0～9.0	6.0

* 包括有多种并发症或伴发症或生活难能自理的非老年糖尿病患者

三、糖尿病并发症诊断

糖尿病的并发症分为急性代谢性并发症和慢性并发症。前者主要指糖尿病酮症酸中毒和高渗性非酮症昏迷；后者包括有糖尿病肾病、糖尿病性视网膜病变、冠心病、脑卒中、神经病变、糖尿病足以及皮肤、关节和肌肉的病变。2型糖尿病影响患者生活质量和缩短寿命的主要并发症是糖尿病肾病、糖尿病性视网膜病变、冠心病和脑卒中。

1. 糖尿病肾病

糖尿病患者发生肾脏损害的比例从10%到36%不等。流行病学调查表明，糖尿病并发肾病的患者病死率是无肾病合并症病死率的30倍，因此早期发现糖尿病肾病并进行治疗是提高糖尿病患者生活质量的重要问题。糖尿病肾病的基本病理改变是毛细血管间肾小球硬化，在病理上可表现3种类型：①结节性肾小球硬化，②弥漫性肾小球硬化，③渗出性病变。在病情发展过程中分为5个阶段，即Ⅰ期为初期，肾脏体积增大，肾小球滤过率增加，入球小动脉扩张，肾小球内压增高；Ⅱ期表现为肾小球基底膜增厚，尿白蛋白排泄尚在正常范围；Ⅲ期为早期肾病期，此时出现微量白蛋白尿；Ⅳ期为临床肾病期，出现蛋白尿，肾小球滤过率减低，并出现临床症状，如高血压，下肢水肿等；Ⅴ期为尿毒症期。到Ⅳ期以后治疗十分困难。因此，必须强调早期诊断，即Ⅲ期时就能做出明确诊断，采取治疗，以阻止病情向Ⅳ期发展。在目前，我们可以通过许多检查手段，发现糖尿病早期肾病。其中应用最为广泛和成熟的是尿微量白蛋白检查。

所谓微量白蛋白尿是指当常规尿蛋白定性检查为阴性，或者定量检查24小时尿中蛋白质含量小于150 mg时，尿液中白蛋白排泄率（AER）持续在20～200 μg/min（正常人＜10 μg/min）。由于尿白蛋白排泄率（UAER）有25%～40%生理性变异，故一般要求在6个月内间断收集24小时尿3次以上，如果其中有任何2次的UAER在20～300 μg/min之间，平均值在20～200 μg/min之间，或者以晨尿测定白蛋白含量＞20 mg/L，或者尿白蛋白和尿肌酐含量比值＞3.5毫克尿白蛋白/毫摩尔肌酐，均可确诊为微量白蛋白尿，即可诊断糖尿病肾病的第Ⅲ期。至于再早发现Ⅰ、Ⅱ期糖尿病肾病目前尚无实验室检查手段，可通过肾脏组织活检证实。此外，剧烈运动、泌尿系统感染、高血压、心力衰竭、妊娠中毒症以及隐匿型肾炎中也可以出现微量白蛋白尿，需要加以鉴别。

2. 糖尿病酮症酸中毒和高渗性非酮症性昏迷

这是1型糖尿病和老年性糖尿病主要的急性代谢性并发症。两种并发症的病理机制、临床表现和治疗都有许多不同之处，临床医生必须熟练掌握，才能在急诊抢救工作中做到有条不紊，区别处理。

糖尿病酮症酸中毒是由于胰岛素严重缺乏，导致大量葡萄糖不能被利用和转化，引起高血糖，渗透性利尿，脱水；并由于糖原异生增强，脂肪分解代谢增加，产生大量酮体，并导致代谢性酸中毒；临床上可表现为脱水、休克、酸中毒和昏迷。而高渗性非酮症性昏迷常发生在2型糖尿病老年患者身上，由于缺乏有效治疗，持续的高血糖引发严重的渗透性利尿，而又不能得到适量水分的补充；或者在治疗上不当地使用高蛋白、高糖或甘露醇等渗透性利尿剂，使失水多于失盐，血浆渗透压明显增高导致昏迷。除了从病史上进行鉴别诊断外，实验室检查是区别两种并发症的主要和决定性手段，见表3-13。

表 3-13　糖尿病酮症酸中毒和高渗性非酮症性昏迷主要实验室检查区别

检查项目	糖尿病酮症酸中毒	高渗性非酮症性昏迷	参考范围
尿糖	阳性（＋＋＋＋）	阳性（＋＋＋＋）	阴性
尿酮体	阳性	阴性或微量	阴性
血糖	升高，一般不超过 600 mg/dl (33.3 mmol/L)	升高，常超过 600 mg/dl (33.3 mmol/L)	60～110 mg/dl (3.61～6.11 mmol/L)
血 pH	＜7.35	正常或降低	7.35～7.45
CO_2 结合力	降低	正常或降低	22～29 mmol/L
血清 D-3 羟丁酸	增高	不增高	0.01～0.3 mmol/L
血清乳酸	轻度增高	不增高	＜2.4 mmol/L
血清 Na^+	降低或正常	正常或显著增高	135～145 mmol/L
血清 K^+	降低	明显降低	3.5～4.5 mmol/L
血清 BUN	正常或轻度增加	常显著增高	3.2～7.1 mmol/L
血浆渗透压 *	正常	明显增高	280～310mOsm/kg H_2O

血浆渗透压可用冰点渗透压计测定，也可通过以下公式计算：

血浆渗透压（mOsm/kg H_2O）＝2（Na^+ ＋K^+）＋葡萄糖＋尿素氮（单位均为 mmol/L）

归纳总结：

诊断糖尿病酮症酸中毒的实验室依据是：①尿糖阳性、尿酮体阳性、血糖明显升高，常达 16.7～33.3 mmol/L（300～600 mg/dl）。②血 pH＜7.35，血清 D-3 羟丁酸和乳酸增高、CO_2CP 降低，常为 13.5～18.0 mmol/L，碱剩余负值增大（大于－3 mmol/L）；③血清阴离子间隙增大、血钾正常或偏低，血钠、血氯降低而血清 BUN、Cr 常增高。

高渗性非酮症昏迷实验室诊断依据是：①尿酮体阴性，血糖常高于 33.3 mmol/L（600 mg/dl）；②血钠增高，甚至明显增高；③血浆渗透压明显增高；④一般没有代谢性酸中毒。

3. 血管损伤

糖尿病的血管损伤主要表现为动脉粥样硬化。大、中动脉粥样硬化主要侵犯主动脉、冠状动脉、大脑动脉、肾动脉和肢体外周动脉，可引起冠心病、缺血性或出血性脑卒中、肾病和肢端坏疽。这种动脉硬化的基本特征是血管壁泡沫细胞聚集并引起纤维化。泡沫细胞主要来自血液中低密度脂蛋白胆固醇在单核巨噬细胞内的蓄积而成。而巨噬细胞的泡沫化是与低密度脂蛋白胆固醇的糖化有密切关系。糖尿病病理过程中，能产生大量晚期糖化反应物质（advanced glycation end product，AGEs）。这些物质是体内蛋白质（包括氨基酸、多肽、胶原及各类蛋白质）的氨基与葡萄糖的醛基反应生成的产物。它分前期产物和晚期产物，前期产物主要为醛亚胺（Schiff 碱），晚期产物主要是酮胺化合物。这些晚期糖化反应产物（AGEs）经泡沫细胞上的 AGE 受体进入细胞内大量蓄积，然后出现在动脉血管壁上，引发血管损伤。人们已经能使用高效液相层析法或气相质谱法测定该物质，但是由于操作繁琐，设备复杂，不能作为临床检测手段。现在有关大多数 AGEs 物质单克隆抗体的研制正在进行，不久我们可以通过常规的免疫学方法进行测定。

肾功能与肾疾病

肾功能主要是维持体内水、电解质和酸碱的平衡，同时也是体内代谢产物和毒素排泄的主要器官。每天尿液的形成是由肾小球滤过和肾小管重吸收两个相互矛盾的过程完成的。一方面每天肾小球要滤过 180L 的液体，称为原尿；另一方面原尿的 99% 又都被肾小管重吸收。肾小球的滤过能力（常用肾小球滤过率表示）由毛细血管壁内外压力差、血浆流经肾小球的速度和毛细血管的滤过面积和通透性三方面共同决定。凡是能引起上述机制发生变化的原因和疾病都会导致肾小球滤过率下降，即肾功能不全。

临床上检查肾功能的目的是为了评价肾脏疾病患者的肾功能状况，以便采取相应的治疗措施。肾功能检验分肾小球滤过功能检验和肾小管功能检验两部分。

一、肾小球滤过功能试验

（一）内生肌酐清除率测定（Ccr）

肾小球清除率（GFR）是指肾脏清除某种物质的能力，具体地说是肾脏在单位时间内能将多少毫升血浆的某种物质清除的能力。即，

$$肾小球清除率=\frac{尿中某种物质含量}{血浆中某种物质含量}\times 每分钟尿量$$

按照试验原理的要求被用于检测肾小管清除率的物质具有以下特点：①完全由机体自身产生，不受外界因素的干扰；②基本上是通过肾小球滤过，不从其他途径排出体外；③基本上不被肾小管重吸收，不受肾小管功能变化的影响。目前常用的是内生肌酐清除率，内生肌酐是指在安静状态下，机体肌肉活动产生的肌酐。正常人，在安静状况下产生肌酐的量是恒定的。而且，所产生的肌酐从肾小球滤过后，基本上不被肾小管重吸收。因此，内生肌酐的清除情况较好地反映了肾小球的滤过功能。

1. 适应证

用于对肾脏疾病患者的肾功能不全进行分期，以便制订治疗方案和评估病情及预后。也可以用于有肾毒性药物，（如头孢菌素类抗生素、免疫抑制剂等）使用前对肾脏功能的评估，以便确定药物用量。

2. 试验前准备　无肌酐饮食三天。在这三天中患者不能进食肉类（避免外来肌酐的干扰），每日蛋白摄入量（指植物蛋白）少于 40g。避免运动，使血液中内生肌酐保持稳定。

3. 标本采集　试验当天留 24 小时尿（注意防腐），次日计尿量，混匀后取 10 ml 送检，同时取不抗凝或抗凝血 2 ml 送检。

4. 检查方法　分别测定血清和尿液中肌酐的含量，按以下公式计算：

$$实际内生肌酐清除率（Ccr）=\frac{尿中测得的肌酐含量（\mu mol/L）}{血浆测得的肌酐含量（\mu mol/L）}\times 每分钟尿量（ml）$$

因为每个人的体表面积不同，因此，有必要对实际计算出的内生肌酐清除率进行矫正，

矫正清除率从理论上讲比实际计算的清除率更能准确反映病人自身的肾小球滤过功能。

$$矫正内生肌酐清除率（Ccr）＝实际内生肌酐清除率\times\frac{1.73\ 平方米（欧美成人体表面积）}{患者本人体表面积（平方米）}$$

简易体表面积计算方法：

Dubois 公式：体表面积（cm^2）＝0.725×身高（cm）×0.425×体重（kg）－21

简易公式：体表面积（m^2）＝ 0.0061×身高（cm）＋0.0128×体重（kg）－0.1529

5. 参考范围　内生肌酐清除率（Ccr）成人：80～120 ml/（min・1.73m^2）；女性较男性偏低。2 岁以内小儿偏低，健康人中年以后每 10 年平均下降 4 ml/min。

6. 临床意义

（1）较早反映肾功能损伤，如急慢性肾小球肾炎，在血清肌酐和尿素两项指标尚在正常范围时，内生肌酐清除率可低于正常范围的 80％以下。

（2）确定肾功能损害的程度和分期：轻度肾功能损害 Ccr：70～51 ml/min；中度肾功能损害 Ccr：50～30 ml/min；重度肾功能损害 Ccr：＜30 ml/min；肾功能衰竭 Ccr：＜20 ml/min；终末期肾功能衰竭 Ccr：＜10 ml/min。

（3）用于指导治疗：当 Ccr ＜ 50 ml/min 时，应限制患者的蛋白摄入量，每日不能超过 30 g。当 Ccr ＜ 30 ml/min 时，噻嗪类利尿剂失效，应换用袢利尿剂。当 Ccr ＜ 10 ml/min 时，袢利尿剂失效，应进行透析治疗。

（4）作为评估肾移植是否成功的一项参考指标，如移植成功，Ccr 会逐渐恢复正常，否则提示移植未成功；恢复后又再度下降，提示发生排异反应，应采取措施。

（二）血清肌酐测定

血清肌酐（Scr）是肌酸代谢的终产物。在控制外源性（食物）来源，并没有进行剧烈运动时，血清中肌酐含量取决于肾小球的滤过率。血清中含量增高表明肾小球排泄肌酐能力下降。参考范围：男性：53～106 μmol/L，女性：44～97 μmol/L，儿童：18～53 μmol/L。

1. 临床意义

血清肌酐增高应根据临床特点区分是肾前性因素、肾后性因素和肾性因素。脱水、出血和慢性充血性心力衰竭是造成肾前性肾功能不全的主要原因；尿潴留是引起肾后性肾功能不全的常见原因；各种肾脏疾病，特别是慢性肾小球肾炎、慢性肾盂肾炎、糖尿病肾病、狼疮性肾炎等是造成肾性肾功能不全的常见原因；而各种类型的休克早期可能引起肾前性肾功能不全，而晚期则以肾性肾功能不全为主要表现。

根据血清肌酐的水平判断肾功能损害的程度：轻度肾损害 Scr＜2 mg/dl（178 μmol/L），中度肾损害 Scr＞2 mg/dl（178 μmol/L），重度肾损害 Scr＞5 mg/dl（445 μmol/L）。

2. 评价与问题

（1）Scr 对诊断早期肾功能不全敏感性较差，当肾小球清除率降低到正常的 50％时，仍可正常，当减低到正常的 1/3 时，Scr 才明显上升。

（2）Scr 日内生理波动为 10％以内，这与个体肌肉量有关。肌肉发达者与消瘦者相比生理水平有明显差异。剧烈运动时，Scr 有一过性增高。

（3）妊娠时由于血浆稀释而比正常人偏低，如果孕妇 Scr＞70.4 μmol/L 则被认为 Scr

有升高倾向。

（4）高蛋白饮食可使 Scr 升高。

（三）血清尿素测定

血液中蛋白质以外的含氮化合物称为非蛋白氮（NPN）组分，大部分从肾脏排出。血中 NPN 含量是反映肾小球滤过率的一个指标。血中 NPN 包括 15 种以上具体成分，其中尿素氮（BUN）占 45%，所以可以通过测定血中 BUN 含量反映肾小球滤过率。参考范围：成人：1.8～7.1 mmol/L，儿童：1.8～6.5 mmol/L。

1. 临床意义　基本与血清肌酐测定相同。

2. 评价与问题

（1）不能用于早期肾功能不全的筛查和诊断，但对晚期肾功能诊断仍有意义。由于检测方便、快速，可以与血清肌酐一起作为肾功能不全患者的病情观察和治疗效果评价指标。

（2）血清 BUN 较容易受肾外因素影响，其中肾前性因素：脱水、急性失血、休克等有效循环血量减少，肾小球滤过率减低，尿素排出减少。肾后因素：尿路梗阻，如结石、肿瘤、前列腺肥大。

（3）蛋白分解亢进时血清尿素也增高，如消化道出血、甲状腺功能亢进、烧伤及挤压综合征等。

（4）血清尿素生理性增高见于高蛋白饮食后，生理性减低见于妊娠期。

（5）由于 Scr（血肌酐）较少受肾外因素影响，因此，往往 Scr 和 Sur（血尿素）同时检测。通常情况下，Sur/Scr 大约为 20（两者单位均为 mg/dl）。如果两项结果同时按比例增高，则提示肾功能损伤；如果 Sur 增高明显，而 Scr 增高不明显，多为肾外因素所致。

（四）血清尿酸（UA）

尿酸（UA）是核酸的代谢产物，全部从肾小球排出，在近端肾小管几乎全部被重吸收。肾小球滤过率降低时，尿酸排出减少，血中含量增高，所以也是反映肾小球功能的指标之一。参考范围（酶法）：男性：208～428 μmol/L，女性：155～357 μmol/L。

1. 临床意义

肾小球功能减退时血尿酸增高，但目前临床上主要用于高尿酸血症的诊断。高尿酸血症最常见于痛风（一种代谢性疾病，血 UA 可高达 800～1500 μmol/L），有原发性和继发性两类，前者为遗传性疾病，后者可见于白血病、糖尿病、高脂蛋白血症等。痛风可引起痛风性关节炎和痛风性肾病。

2. 问题与评价

（1）血 UA 容易受肾外因素影响，血中含量变化不一定与肾功能损害相一致。

（2）高血压、子痫时肾血流量减少，因尿酸排出减少而使血尿酸增高。

（五）血清半胱氨酸蛋白抑制剂 C（Cystatin C）测定

半胱氨酸蛋白抑制剂 C 能自由通过肾小球滤过膜，且不受肾小管排泌影响。一旦肾小球基底膜发生纤维蛋白变性，纤维蛋白中含有半胱氨酸蛋白抑制剂 C 含量增加，血中含量也相应增多。目前认为，半胱氨酸蛋白抑制剂 C 检测是反映肾小球滤过率最敏感、最特异的新指标，有可能取代内生肌酐清除率。

二、肾小管功能检验

肾小管功能主要是重吸收和排泌。肾小管的重吸收作用主要在近端肾小管进行，包括葡萄糖、氨基酸、乳酸、肌酸等几乎全部重吸收；HCO_3^-、K^+、Na^+、水的大部分被重吸收；而其他盐类、尿素、尿酸部分重吸收，仅肌酐不被重吸收。重吸收的过程就是对原尿的浓缩功能。肾小管的排泌功能是指肾小管上皮细胞将其代谢产物分泌到肾小管管腔和将血液中的某些物质转运到管腔的过程，其中包括泌 H^+、泌 NH_4^+ 和 H^+-Na^+ 交换等功能。肾小管试验分远端肾小管试验和近端肾小管试验两部分。

（一）远端肾小管功能

1. 尿浓缩-稀释试验

远端肾小管主要功能是参与对原尿的重吸收，也就是肾脏的浓缩和稀释功能。通过密切观察 24 小时内尿量和尿比重的变化可以判断肾小管的浓缩和稀释功能。

（1）原理

肾脏对水分的回吸收取决于以下三个因素：①血容量，大量饮水后，肾小管的回吸收减少，尿液稀释，比重可降至 1.010 以下；相反，脱水后，肾小管回吸收增加，尿比重可增至 1.020 以上。因此，在日常或特定的饮食条件下，观察尿量和尿比重变化，可以用来评价肾脏的浓缩和稀释功能，这种试验方法称为浓缩稀释试验。②远端肾小管，特别是集合管上皮细胞功能状态，如果上皮细胞受到药物、毒素和其他因素的影响，其功能遭到损害，则对水分回吸收能力下降，造成夜尿增多，尿比重下降。③与抗利尿激素有关，如果脑垂体后叶分泌此激素减少，则可导致尿量剧增，尿比重明显减低，临床上成为尿崩症。

（2）试验方法

正常饮食，每餐含水量不超过 500 ml，不再额外饮水。早 8 点将尿排空，然后每隔两小时留尿一次，到晚 8 点；然后自晚 8 点到次日早 8 点再留尿一次，共 7 份尿。注意每次要尽量排空尿液，准确记录尿量和测量比重。

（3）参考值

正常人 24 小时总尿量在 1500～2500 ml，夜尿（晚 8 时～次日早 8 时）＜ 750 ml。

夜尿比重可达 1.020，最高尿比重与最低尿比重之差 ＞ 0.009。

（4）临床意义

如果夜尿增多，尿比重持续在 1.010 左右，最高尿比重与最低尿比重之差 ＜ 0.009，则表明肾小管浓缩功能减退，常见于慢性肾盂肾炎、急性肾小管坏死等。

2. 肾渗量测定

（1）渗量的概念

渗量（Osmol）是指溶液中全部溶质质点的数量，即每公斤水所含各种溶质颗粒（离子或分子）的总摩尔数，单位是渗量摩尔每千克水（Osm/kg H_2O）或毫渗量每千克水 mOsmol/kg H_2O，其值只与所含溶质的颗粒数有关，而与溶质的分子量无关。如果两种溶液的渗量相同，则具有相同的渗透压。

用渗量衡量肾小管浓缩-稀释功能要比尿比重有明显的优点。尿比重受尿液中分子量较大物质的影响，如尿蛋白、葡萄糖。而渗量与溶质的离子数有明显关系，不能离子化的物质，如蛋白、葡萄糖对其影响较小，故能较准确地反映肾小管的浓缩-稀释功能。

（2）试验方法

多采用冰点法。其基本原理是任何溶质溶于溶剂后它的冰点要比原来纯溶剂下降。1 渗量的溶质可使 1kg 水的冰点下降 1.858℃，所以液体渗量的计算公式为：

$$渗量\ (Osm/kg\ H_2O) = \frac{测得溶液冰点下降\ (℃)}{1.858℃}$$

（3）参考值范围

成人：尿渗量（Uosm）600～1000 mOsm/kg H_2O，均值 800 mOsm/kg H_2O；

24 小时变动范围为 50～1200 mOsm/kg H_2O（取决于受试者液体入量）；

血浆渗量（Posm）275～305 mOsm/kg H_2O，均值 300 mOsm/kg H_2O；

尿与血浆渗量（Uosm/Posm）之比为 3～4.5∶1。

（4）临床意义

经常测得尿渗量＜300 mOsm/kg H_2O 为等张尿，＜200 mOsm/kg H_2O 为低张尿，均提示肾小管浓缩功能减退，见于慢性肾盂肾炎、慢性肾小球肾炎、多囊肾和尿酸性肾病等。Uosm/Posm 直接反映重吸收后形成的尿液中溶质的浓缩倍数，此值越高，说明尿浓缩倍数越大，提示远端肾单位对水的重吸收能力越强；此值减低，说明肾脏浓缩功能减退。急性肾小管坏死时，Uosm/Posm≤1.2，同时尿 Na^+＞20 mmol/L；肾功能衰竭时，此值≤1.0；而肾小球损伤时（如急性肾小球肾炎），此值＞1.2，同时尿 Na^+＜20 mmol/L。

此外还用于鉴别脱水的类型（高渗性、等渗性和低渗性脱水）。

3. 尿酶测定

尿中的酶来源于血液和尿路两个方面。对肾脏疾病来说，有诊断意义的是来源于肾的大分子酶。这类酶通常不通过肾小球滤过，因此尿中的含量不受血液中同一种酶含量的影响，可特异性地反映肾实质的损伤。目前应用较多的是 N-β-D-氨基葡萄糖苷酶（NAG），它主要反映肾小管损伤的程度。

尿液中 N-β-D-氨基葡萄糖苷酶（NAG）活性上升，主要见于：糖尿病早期肾小管损伤，高血压肾损害，药物性间质性肾炎，慢性肾盂肾炎，肾移植后发生排异反应等。

（二）近端肾小管功能试验

可以将一种对身体没有毒性的物质（比如葡萄糖和对氨基马尿酸）从静脉注入体内，此物质可以自由地通过肾小球滤过，然后观察肾小管对该物质的重吸收能力，来判断肾小管功能。常用的试验有肾小管葡萄糖最大吸收量测定（tubular maximal glucose reabsorptive capacity，TmG），参考值范围为 330～440 mg/min；肾小管对氨马尿酸最大排泌量测定（tubular maximal para-aminohippurate excretory capacity，TmPAH），参考值范围为 60～90 mg/min。上述试验减低见于慢性肾盂肾炎、间质性肾炎和慢性肾炎等累及肾小管的疾病。

血脂和健康教育

冠心病、脑卒中的病理基础是动脉粥样硬化，而血脂增高又是动脉硬化的生化基础，因此，定期检查血脂水平对预防心脑血管病非常重要。而高脂蛋白血症并不是一个单一的疾病，为了正确地使用降脂药物和指导病人的生活、饮食和运动，做出具体的分类是十分重要的。

一、血脂基本概念

血脂是血浆中的中性脂肪（甘油三酯和胆固醇）和类脂（磷脂、糖脂、固醇和类固醇）的总称。脂类不溶或微溶于水，必须与蛋白质结合以脂蛋白形式存在，才能在血液循环中运转。所以脂蛋白是由蛋白质、胆固醇、甘油三酯和磷脂组成。通过超速离心法可以根据脂蛋白密度大小不同，可将血浆脂蛋白分成5大类，即乳糜微粒（CM）、极低密度脂蛋白（VLDL）、中间密度脂蛋白（IDL）、低密度脂蛋白（LDL）和高密度脂蛋白（HDL）。此外，还有脂蛋白（a）。如果根据脂蛋白所含蛋白质的表面电荷不同，我们可以利用采用电泳法将其分离，可分为原点位置的乳糜微粒、前β-脂蛋白、β-脂蛋白和α-脂蛋白4条脂蛋白区带。它们分别对应于CM、VLDL、LDL和HDL。脂蛋白的蛋白质部分是一种特殊蛋白质，因与脂质结合承担在血浆中运转脂质的功能，故又称为载脂蛋白。上述这些成分基本上都可以通过常规方法进行检测。血脂检查已经成为健康检查和评估动脉粥样硬化（AS）和心脑血管疾病发生的重要生化指标，有人称之为“致动脉粥样硬化性脂蛋白谱”。

表3-14 脂蛋白的主要特性

脂蛋白	主要来源	主要脂质	主要Apo	主要功能
CM	食物	甘油三酯	B_{48}、C、E	运送外源性甘油三酯到外周组织
VLDL	肝脏	甘油三酯	B_{100}、C、E	运送内源性甘油三酯到外周组织
LDL	VLDL分解代谢	胆固醇酯	B_{100}	运送内源性胆固醇酯到外周组织
HDL	肝脏、肠道	胆固醇酯	A、C	逆向转运胆固醇

二、血脂检查

包括以下三个层次的检查，见表3-15。

表3-15 血脂检查项目和参考值

层次	检查项目	参考值范围
第一层次	总胆固醇（TC）	2.86～5.98 mmol/L
	甘油三酯（TG）	0.56～1.7 mmol/L
第二层次	高密度脂蛋白胆固醇（HDL-C）	0.94～2.0 mmol/L
	低密度脂蛋白胆固醇（LDL-C）	2.07～3.12 mmol/L
第三层次	载脂蛋白A1（ApoA1）	1.40～1.45 g/L
	载脂蛋白B（ApoB）	0.80～1.05 g/L
	脂蛋白（a）[Lp（a）]	0.12～0.18 g/L

三、血脂检查与动脉硬化

血清总胆固醇（TC）和甘油三酯（TG）升高是动脉粥样硬化（AS）及其冠心病

(CHD)重要的危险因素。低密度脂蛋白胆固醇(LDL-C)有较强的致动脉粥样硬化作用，而高密度脂蛋白胆固醇(HDL-C)则对动脉粥样硬化有拮抗作用。因此，血清LDL升高和HDL降低是促发动脉粥样硬化的重要原因。载脂蛋白A(ApoA)是HDL-C的主要载脂蛋白，其中包括ApoA1、A2两个亚类。ApoA可以结合周围组织的游离胆固醇，促进动脉壁细胞中胆固醇的清除，缺乏时可加重动脉硬化。载脂蛋白B(ApoB)是LDL-C的主要载脂蛋白，其升高与冠心病发病有关。脂蛋白(a)[Lp(a)]也是冠心病的危险因子之一，其水平主要决定于遗传。环境、饮食、药物对Lp(a)水平的影响不明显，高Lp(a)血症是动脉粥样硬化的独立危险因素，它与高血压、吸烟、高脂血症等因素无明显相关。Lp(a)的脂质成分与LDL相似，含有两类载脂蛋白：ApoB100和ApoA。后者是Lp(a)的独特载脂蛋白。ApoA与纤溶酶原(PG)有80%～90%的同源性，与PG竞争细胞表面的PG受体，抑制PG与PG受体的结合，及PG激活剂(t-PA、尿激酸等)的活力，促进血栓的形成，进而引发动脉粥样硬化。严重肝病可使Lp(a)下降，急性时相反应(如急性心梗、外科手术、急性风湿性关节炎)可使Lp(a)上升。

四、血脂检查的标准化

血脂水平存在生物学变异，血脂检测方法也有多种，为了保证血脂检测的准确性，就必须首先实现检测方法的标准化。

1. 血脂测定的变异来源

血脂测定的变异主要来自生理变异(CVb)和分析变异(CVa)。影响生理变异的因素有近期饮食、体重、运动、饮酒以及激素和某些药物等。现将血脂测定的CVb综合于表3-16。

表3-16 血脂测定的CVb(%)

项目	平均	范围
TC	5.4	1.3～10.9
LDL-C	8.2	6～11
HDL-C	7.5	
TG	25	13～40

CVa包括分析误差和实验室误差，前者指同一标本几次测定的波动(即不精密度)，后者指测定值与真值间的偏差(即不准确性)。医学上有用的CVa指标是分析总误差，即，偏差+(CV%×1.96)，理想的分析总误差应<10%。

2. 脂类测定的分析目标

美国国家胆固醇教育计划(NCEP)提出的脂类测定的分析目标见表3-17。

分析误差主要来源于自动化仪器功能的变化、选用的方法学、校准物的准确性以及试剂配方的批间变化等。另外，分析前的变异也不能忽视，如标本采集时是否空腹、采血姿势、抗凝剂的质量和量、标本的运送和保存，以及操作前对标本的处理、实验室的条件等。

表 3-17　血脂测定的分析目标

项目		总误差%	准确性（偏差%）	不精密度（CV%）
TC		<8.9	<±3	<3
LDL-C		<12	<±4	<4
HDL-C	过渡目标	<22	<±10	<6
	1998 年目标	<13	<±5	<4
TG		<15	<±5	<5

3. 血脂水平的确定

（1）标本采集的注意事项

维持正常饮食，采血前 2 周保持体重的稳定，空腹 12 小时，不应少于 9 小时。如果仅空腹 9 小时，LDL-C 和 HDL-C 分别平均降低 2%～4%和 1%～4%，而 TG 平均增高 20 mg/dl（0.23 mmol/L）。采血前应静坐 5 分钟，不宜坐位采血者每次采血应取同样姿势，采血前血压表袖带应在 1 分钟前松开。标本可用血清或血浆，但后者的测定值比前者低 3%。

（2）血脂水平的确定

由于存在 CVa 和 CVb，确定患者血脂水平至少应间隔 1 周，在同一实验室，连续测定两次，两次测定的差异应在表 3-18 规定的范围内，取平均值作为该患者的血脂水平。如超过规定范围，应考虑分析误差或生理变异，并应在 2 个月内做第 3 次测定，将测定结果与前 2 次结果中最接近的 1 次值平均，作为该患者的血脂水平。

表 3-18　连续 2 次测定差异的允许范围

项目	与均值的差异	2 次测定间的差异
LDL-C	<17.9%	<25%
HDL-C	<18.8%	<27%
TG	<48.0%	<67%
TC		<30 mg/dl

4. 医学决定性水平的确定

1997 年中华医学心血管病学会讨论制定了我国的高血脂防治建议和血脂危险水平划分标准，见表 3-19。

表 3-19　血脂水平的分层标准［mmol/L（mg/dl）］

血脂项目	合适范围	边缘升高	升高	减低
TC	<5.18（200）	5.18～6.19（200～239）	≥6.22（240）	
TG	<1.70（150）	1.70～2.25（150～199）	≥2.26（200）	
LDL-C	<3.37（130）	3.37～4.12（130～159）	≥4.14（160）	
HDL-C	≥1.04（40）			<1.04（40）

五、高脂血症的临床分类

高脂血症严格意义上应称为高脂蛋白血症，因为血脂在血液中是以脂蛋白形式运输的，血脂升高后运输血脂的脂蛋白也必然会相应升高。高脂蛋白血症分为遗传性和获得性两大类，遗传性与基因有关，目前已经证明多数是由于参加脂蛋白代谢的关键酶不足并有脂蛋白受体的遗传性缺陷，有明确的家族史，早发冠心病，脑卒中和心脏事件。获得性最为常见，多继发于原发疾病。例如，高胆固醇血症可由糖尿病、甲状腺功能低下、肾病综合征、胆道梗阻、饮酒过量引起。高甘油三酯血症可见于糖尿病、甲状腺功能低下、肾病综合征、胰腺炎、阻塞性黄疸等。高 LDL-C 可见于糖尿病、甲状腺功能低下、肾病综合征、妊娠等。长期高脂肪饮食也是造成继发性高脂蛋白血症的主要原因。根据 WHO 的分类标准，高脂血症可分为 6 类，见表 3－20 和图 3－21。

表 3－20　脂蛋白异常血症表型分类（WHO，1970）

分型	脂蛋白变化	血脂变化	
		TG	TC
Ⅰ型	CM 增加	↑↑↑	↑
Ⅱa 型	LDL 增加		↑↑
Ⅱb 型	LDL 和 VLDL 同时增加	↑↑	↑↑
Ⅲ型	CM 残粒和 VLDL 残粒增加	↑↑	↑↑
Ⅳ型	VLDL 增加	↑↑	↑
Ⅴ型	VLDL 和 CM 同时增加	↑↑↑	↑

表 3－21　血脂异常的临床分型

分型	TC	TG	HDL	相当于 WHO 表型
高胆固醇血症	↑↑			Ⅱa 型
高甘油三酯血症		↑↑		Ⅳ型（Ⅰ型）
混合性高脂血症	↑↑	↑↑		Ⅱb 型（Ⅲ、Ⅳ、Ⅴ型）
低高密度脂蛋白胆固醇血症			↓	

六、如何确定血脂的治疗水平

在确定对高脂血症进行治疗之前，首先应当确认治疗对象的血脂危险程度，见表 3－22；然后针对不同人群制订科学、合理的治疗方案，包括饮食、运动和药物干预等，见表 3－23。

表 3－22 人群血脂异常危险分层

危险因素	危险分层［mmol/L（mg/dl）］	
血脂	TC：5.18～6.19（200～239） 或 LDL－C：3.37～4.12（130～159）	TC≥6.22（240） LDL－C≥4.14（160）
无高血压且其他危险因素数＜3 个	低危	低危
高血压或其他危险因素数≥3 个	低危	中危
高血压且其他危险因素≥1	中危	高危
冠心病及其等危症	高危	高危

危险因素包括：遗传、高血压、糖尿病、肥胖、吸烟、运动过少等。

表 3－23 血脂异常患者开始调脂治疗的 TC 和 LDL－C 值及其目标值［mmol/L（mg/dl）］

危险等级		治疗性生活方式改变开始	药物治疗开始	治疗目标值
低危	TC	≥6.22（240）	≥6.99（270）	＜6.22（240）
	LDL－C	≥4.14（160）	≥4.92（190）	＜4.14（160）
中危	TC	≥5.18（200）	≥6.22（240）	＜5.18（200）
	LDL－C	≥3.37（130）	≥4.14（160）	＜3.37（130）
高危	TC	≥4.14（160）	≥4.14（160）	＜4.14（160）
	LDL－C	≥2.59（100）	≥2.59（100）	＜2.59（100）
极高危	TC	≥3.11（120）	≥4.14（160）	＜3.11（120）
	LDL－C	≥2.07（80）	≥2.07（80）	＜2.07（80）

七、肥胖问题

肥胖和高脂蛋白血症以及糖尿病都有十分密切的关系，因此，在控制血脂水平的同时必须控制体重。据报道 21 世纪，肥胖将成为影响人类健康的主要危险因素之一。国际上，一些国家肥胖发生率在 5～7 年内增加了 50%。在美国，冠心病的病死率在逐年下降，而肥胖发生率却在上升。在我国，肥胖已经成为不容忽略的问题。根据有关调查，我国城乡青壮年肥胖的发病趋势已从 1982 年的 10%增加到 1992 年的 15%，北京地区 BMI＞25 的人已超过 40%。

肥胖症的评估包括测量身体肥胖程度、体脂总量和脂肪分布，其中后者对预测心血管疾病危险性更为准确。常用简单测量方法有：（1）体重指数（body mass index，BMI）：计算公式为 BMI（kg/m^2）＝体重（kg）/［身长（m）］^{2}。（2）腰围或腰/臀比（waist/hip ratio，WHR）：测量方法是受试者站立位，双足分开 25～30 cm，使体重均匀分配。腰围测量髂前上棘和第 12 肋下缘连线的中点水平，臀围测量环绕臀部的骨盆最突出点的周径。2003 年《中国成人超重和肥胖症预防控制指南（试用）》以 BMI≥24 为超重，≥28 为肥胖；男性腰围≥85 cm 和女性腰围≥80 cm 为腹型肥胖。2004 年中华医学会糖尿病学分会建议代谢综合征中肥胖的标准定义为 BMI≥25。肥胖症的治疗主要是减少热量摄取及增加热量消耗，也就是控制饮食和加强运动，必要时可辅以药物或手术治疗。

总之，降低血脂水平必须与控制体重同时进行才能达到预防心脑血管疾病，保证身体健康，提高生活质量的目的。而合理的饮食、适度的体育锻炼、健康的生活方式是极为重要的。

思考题

1. 半自动生化分析仪主要技术参数有哪些？
2. 生化试剂盒的分类？选购时如何注意质量？
3. 生化标本处理时注意哪些问题？为什么？
4. 如何进行生化分析仪的日常仪器保养和维护？
5. 生化检测后如何做好分析后质量控制？
6. 诊断急性心肌梗死的检查指标有哪些？结果如何分析和判断？
7. 常用肝功能指标分哪几类，各有哪些检测项目，如何根据这些项目诊断和分析肝脏疾病的病情？
8. 肾功能检查分哪两方面？各种指标有何意义？在应用这些指标中应注意哪些问题？
9. 如何诊断糖尿病？如何监测糖尿病的治疗效果？
10. 如何开展有关血脂的健康教育？

（左大鹏）

第四章　细菌学检验

临床细菌实验室的主要工作是从临床标本中分离出病原菌并进行准确鉴定，为临床诊断、治疗、预后和流行病学调查以及医院内感染的监控提供可靠的依据。病原学检查的方法包括涂片形态学检查、病原菌培养鉴定和药敏试验、血清学抗原抗体检查以及分子生物学技术。在社区医疗单位主要进行涂片染色的形态学初步观察。

第一节　细菌的形态学检查

细菌的形态学检查是细菌检验中最基本方法，包括不染色标本检查法和染色标本检查法，显微镜是观察细菌形态的基本工具。镜检不仅可以迅速了解标本中有无细菌及大致的菌量，而且可以根据细菌的形态、结构和染色性对病原菌进行初步识别和分类，为进一步做生化反应、血清学鉴定提供依据。对一些细菌，例如痰中的抗酸杆菌和脑脊液中的脑膜炎奈瑟菌等，通过形态学检查可得到初步诊断，为临床早期诊断和治疗疾病有一定的参考意义。

一、操作中的注意事项

1. 由被检标本或培养物中取材观察细菌形态时，必须使用接种环。接种环是采用一段长约 5 cm 至 8 cm 硬度适中的镍质电阻丝或特制铂丝，安置在一金属棒或玻璃棒上制成。无环者叫接种针。

2. 接种环或接种针每次使用前后，均须火焰烧灼灭菌。即在酒精灯火焰上彻底烧灼一次，金属棒或玻璃棒部分也须转动着通过火焰三次，用后烧灼时，先将近环处镍丝置于火焰中，使热导向接种环，待环上菌液蒸发后，再将接种环以垂直方向于火焰中烧灼灭菌，最后再将金属棒或玻璃棒部分往复通过火焰。如果直接将环烧灼，则环上残余菌液可因突然受高热而爆裂四溅，有传染危险。接种针使用后灭菌时与接种环相同。

3. 接种环（针）经火焰后，需待冷却后再蘸取标本或放置于工作台上，以防烫死微生物和烧损桌面。

4. 由培养瓶或试管中沾取标本时，瓶口、试管口在打开后和关闭前，应于火焰上通过 1 至 2 次，以杀死可能从空气中落入的杂菌和由培养物而来的致病菌。打开瓶塞或试管塞时，应将棉塞上端夹于手指间适当的位置，不得将棉塞任意放置别处。

5. 细菌标本观察后，标本应立即投入消毒液内灭菌。使用过的玻片应彻底清除玻片上的染色细菌后再用，否则再次使用时可能做出错误诊断。

二、显微镜

在细菌的形态学检验中以光学显微镜为常用，借助显微镜放大到 1000 倍左右可以观察到细菌的一般形态和结构，至于细菌内部的超微结构，则需要经过电子显微镜放大数万倍以上才能看清。细菌学检查中常用的显微镜有以下几种：

1. 普通光学显微镜　普通光学显微镜通常以自然光或灯光为光源，其波长约500 nm。在最佳条件下，显微镜的最大分辨率为光源波长的一半，即250 nm，而肉眼所能看到的最小形象为0.25 mm，所以在普通光学显微镜下用油镜放大1000倍，可将0.25 μm的微粒放大到0.25 mm，肉眼便可以看清，一般细菌大于0.25 μm，故用普通光学显微镜均能清楚看到。

2. 暗视野显微镜　暗视野显微镜是用特制的暗视野集光器代替普通光学显微镜上的明视野集光器，由于暗视野集光器的中央为不透光的遮光板，光线不能直接射入镜筒，故背景视野黑暗无光，而从集光器四周边缘斜射到标本部位的光线，经菌体散射后而进入物镜。所以在强光的照射下，可以在黑暗的背景中看到发亮的菌体，犹如夜空中的明亮星星，明暗反差提高了观察的效果，多用于检查不染色的活细菌和螺旋体的形态及动力观察。

3. 相差显微镜　在进行未染色标本检查时，由于细菌的折旋光性与周围环境的折旋光性相近，明暗对比不明显，在普通光学显微镜下不易看清，用暗视野显微镜只能看到发亮的菌体轮廓，看不清内部结构。而相差显微镜依据光波穿过标本中密度不同的部位时，引起光相差异的原理，利用相差板的光栅作用，改变直射光的光相和振幅，将光相的差异转换成光的强度的差异，使细菌中的某部分结构比其他部分深暗，衬托出现鲜明的对比。本法主要用于检查不染色活细菌的形态及某些内部结构。

4. 荧光显微镜　荧光显微镜以紫外光或蓝紫光为光源，能激发荧光物质发光使之成为可见光。细菌经荧光色素染色后，置于荧光显微镜下，即可激发荧光，因此在暗色的背景下可以看到发射荧光的细菌。由于紫外光与蓝紫光的波长较短（300～400 nm），故分辨率得到进一步提高。荧光显微镜还广泛应用于免疫荧光技术中。

三、不染色细菌标本检验法

不染色的细菌标本的镜检，可观察细菌的大小、形态，但主要用于观察细菌的动力。

观察细菌有无动力时，应选用新鲜标本，并在20℃以上室温中进行，同时应注意区分细菌的真正运动与布朗运动。

（一）悬滴法

1. 洁净凹玻片一张，在凹窝四周涂凡士林少许。

2. 取一环细菌的肉汤培养物于盖玻片中央。

3. 将凹玻片倒合于盖玻片上，使凹窝中央正对菌液。

4. 迅速翻转载玻片，用小镊子轻压盖玻片，使之与凹窝边缘粘紧封闭，以防水分蒸发。

5. 先用低倍镜找到悬滴，再换高倍镜。因为是不染色标本，背景稍暗些易于观察，因此，在观察时应下降聚光器、缩小光圈，以减少光亮。有鞭毛的细菌为真正运动，如变形杆菌有鞭毛，可向不同方向迅速运动，位置移动明显。无鞭毛的细菌不能做真正运动，但受水分子的撞击而呈分子运动（布朗运动），即在一定范围内做往复颤动，位置移动不大。

（二）压滴法

1. 用接种环取菌液（或将少许固体培养物混悬于一滴生理盐水中）2～3环，置于载玻片中央。

2. 用镊子夹好盖玻片，覆盖于菌液上，在放置时，先将玻片一边接触菌液，缓缓放下，使其不产生气泡。

3. 以低倍镜找好位置，再以高倍镜观察。本法较悬滴法简单，用以观察细菌的形态及动力，但标本容易干涸，不宜长时间观察。

四、染色细菌标本检验法

细菌标本经染色后，除能清楚地看到细菌的形态、大小、排列方式外，还可以根据染色反应将细菌进行分类，因此染色标本的检查在细菌的鉴定中应用最广，具有非常重要的作用。

（一）细菌染色的基本步骤

1. 涂片　于洁净无油脂载玻片上加一滴生理盐水，用经火焰灭菌的接种环挑取标本少许，放在生理盐水滴内研匀涂成极薄菌膜，如果是液体标本，直接挑取少许标本涂抹即可。

2. 干燥　涂片最好在室温下自然干燥，或将标本面向上，置于酒精灯火焰高处慢慢烘干，切不可在火焰上烧干。

3. 固定　细菌的固定常用火焰加热法，即将已干燥的涂片在酒精灯火焰中通过三次。固定的目的在于杀死细菌，并使菌体与玻片粘附牢固，染色时不至于被染液和水冲掉，同时固定可凝固细胞质，改变细菌对染料的通透性。

（二）常用的染色方法

在细菌感染标本的检查中，常用的染色方法有革兰染色、抗酸染色和荧光染色等。下面主要介绍革兰染色法。

革兰染色　本法是细菌学中最经典、最常用的染色方法。除粪便、血液等极少数标本外，绝大多数标本在分离培养之前都要进行革兰染色、镜检。

1. 原理

（1）革兰阳性菌细胞壁结构较致密，肽聚糖层厚，脂质含量少，乙醇不易透入；而革兰阴性菌细胞壁结构较疏松，肽聚糖层少，脂质含量多，乙醇易渗入。

（2）革兰阳性菌等电点低（pI2～3），革兰阴性菌等电点较高（pI4～5），在相同 pH 条件下，革兰阳性菌所带负电荷比革兰阴性菌多，与带正电荷的结晶紫染料结合牢固且不易脱色。

（3）革兰阳性菌细胞内含有大量核糖核酸镁盐，可与结晶紫和碘牢固地结合成大分子复合物，不易被乙醇脱色；而革兰阴性菌细胞内含极少量核糖核酸镁盐，吸附染料量少，形成的复合物分子也较小，故易被乙醇脱色。

2. 染色液

（1）结晶紫溶液：称取 4～8 克结晶紫溶于 100 毫升 95％乙醇中制成饱和溶液，取饱和溶液 20 毫升与 80 毫升 10 g/L 草酸铵溶液混合过滤即成；

（2）革兰碘液（卢戈碘液）：称取 2 克碘化钾溶于 10 毫升蒸馏水中，再加 1 克碘使溶解，加蒸馏水 200 毫升即成；

（3）95％乙醇；

（4）稀释石碳酸复红：取碱性复红酒精饱和溶液 10 ml 与 5％石炭酸溶液 90 ml 混合制成石炭酸复红液再将其用蒸馏水做 10 倍稀释即成。

3. 操作步骤和注意事项详见第七章技能培训部分。

4. 革兰染色的意义

（1）鉴别细菌：通过革兰染色将所有细菌分为G^{+}菌和G^{-}菌两大类，可初步识别细菌，缩小范围，有助于进一步鉴定；

（2）选择药物参考：革兰阳性菌与阴性菌在细胞壁等结构上有很大差异，对抗生素等药物的敏感性不同。如大多数革兰阳性菌对青霉素等药物敏感，而革兰阴性菌（除脑膜炎奈瑟菌、淋病奈瑟菌外）对青霉素不敏感，但对链霉素、氯霉素敏感。临床上可根据病原菌的革兰染色性，考虑选择有效的药物及时治疗；

（3）与致病性有关：大多数革兰阳性菌的致病物质多为外毒素，而革兰阴性菌则大多能产生内毒素，两者致病作用不同，因此可采用有针对性的治疗方案。

第二节　细菌的分离培养与接种

细菌的培养系用人工的方法，提供细菌生长繁殖所需的营养和最适生长条件，如温度、湿度和气体环境，使细菌迅速生长繁殖。细菌的分离技术是指将临床标本或其他培养物中存在的多种细菌通过一定的方式使之分开，形成由一个细菌繁殖而来的细菌集团，即菌落(colony)，供鉴定、研究细菌用。细菌的培养与分离技术两者既有区别又有联系，其目的是为了研究和利用细菌，为人类健康和工农业生产服务。

医学微生物涉及的细菌多数属于异养菌，不同细菌的生理差异较大，所以人工培养时应选用适合细菌生长的培养基及各种类型的培养条件。

一、培养基

培养基（culture media）是指用人工方法，将细菌等微生物生长繁殖所需要的营养物质按比例混合，调节 pH，高压灭菌而成的营养混合物。适宜的培养基可使微生物迅速生长繁殖，提高对病原菌的分离率，以利临床疾病的诊断与治疗。因此掌握培养基的制备及原理，为进行微生物检验奠定基础。培养基的主要用途是：分离纯化微生物、扩增微生物、传代与保存微生物、鉴别微生物、研究微生物的生理生化特性、制造疫苗、菌苗或其他微生物制剂等。国内外已有很多商品化的干燥培养基，使用比较方便。

培养基的分类

培养基的种类很多，一般按其性状、用途进行分类。

1. 按培养基的性状分类

培养基根据物理性状的不同，可分为液体、半固体和固体培养基三种。其区分主要取决于培养基有无凝固剂，或凝固剂量的多少。

（1）液体培养基（infusion media）肉汤培养基属于常用的液体培养基，其配方成分为：在肉浸液中加入1%蛋白胨和0.5%氯化钠，调适当的pH（一般为7.4），灭菌后即成。常用于增菌培养，也用于接种纯种细菌观察细菌生长表现。

（2）半固体培养基（semi-solid media）在液体培养基中加入0.3%～0.5%琼脂，即成半固体培养基。多用于观察细菌的动力、保存菌种等，可根据细菌的营养要求加入特殊营养成分。

（3）固体培养基（solid media）在液体培养基中加入1.5%～2.0%琼脂，凝固成固体培养基。一般制成平板，用于微生物的分离纯化、鉴定以及药敏试验等。固体培养基在试管中可制成斜面用于菌种的短期保存。

2. 按培养基的用途分类

(1) 基础培养基（basic media）含有一般细菌生长繁殖所需要的基本营养成分的培养基，如普通肉汤、普通琼脂平板等。基础培养基广泛用于细菌的检验。也是配制其他培养基的基础成分。

(2) 营养培养基（nutrient media）在基础培养基中再加上血液、血清、生长因子等一些特殊成分，供营养要求较高和需要特殊生长因子的细菌生长繁殖的培养基，如血液琼脂培养基、巧克力血培养基等。

(3) 选择培养基（selective media）选择培养基含有抑菌剂，在基础培养基中加入抑菌剂。抑制非目的菌生长，选择性地促进目的菌生长的培养基。抑菌剂的种类很多，如孔雀绿、煌绿、亚硒酸盐、去氧胆酸钠、胆盐、四硫磺酸钠、抗生素等。

(4) 鉴别培养基（differential media）在基础培养中加入某些特定底物，如糖、苷、醇类、氨基酸、蛋白质等物质和指示剂，用以测定细菌的生化反应，以鉴别和鉴定细菌的培养基。

(5) 增菌培养基（enrichment media）多为液体培养基，如葡萄糖肉汤、GN 肉汤等。增菌培养基特别适用于病原菌含量少的标本，因增菌培养基一般含有抑菌剂，具有选择抑制作用，提高标本中含量少的目的菌的检出率。

(6) 特殊培养基（special media）包括厌氧培养基、细菌 L 型培养基等。厌氧培养基是为了培养专性厌氧菌的培养基，除含有合适的营养成分外，还加入还原剂以降低培养基的氧化还原电势。其中，心、脑浸液和肝块、肉渣含有不饱和脂肪酸，能吸收培养基中的氧；硫乙醇酸盐和半胱氨酸是较强的还原剂；维生素 K_1、氯化血红素可以促进某些类杆菌的生长。常用的有庖肉培养基（cooked meat media）、硫乙醇酸盐肉汤等，并在液体培养基表面加入凡士林或液体石蜡以隔绝空气。细菌 L 型由于细胞内渗透压较高，而细胞壁结构缺损，所以 L 型培养基常采用高渗低琼脂培养基。

二、分离培养基的选择

临床标本送往细菌实验室后，应立即接种到适当的分离培养基上。依据卫生部临床检验中心推荐，细菌实验室应备有如下分离培养基：

1. 血平板　适于各类细菌生长，一般细菌检验标本的分离，都应接种此平板。

2. 巧克力平板　适于接种疑有嗜血杆菌、奈瑟菌等的标本。

3. 中国蓝平板或伊红美蓝平板　可抑制革兰阳性细菌，有选择地促进革兰阴性细菌生长。

4. 麦康凯平板　具有中等强度选择性，有少数革兰阴性细菌不生长。在麦康凯平板上是否生长，是非发酵菌鉴定的一个依据。

5. SS 琼脂　有较强的抑菌力，用于志贺菌和沙门菌的分离。

6. 碱性琼脂　用于从粪便中分离霍乱弧菌及其他弧菌。

7. 血液增菌培养基　用于从血液、骨髓中分离常见致病菌。

8. 营养肉汤　用于标本及各类细菌的增菌。

三、细菌的人工培养技术

细菌的人工培养目的在于鉴定细菌的种类和保存菌种，为进一步确定细菌的致病性、药物敏感性提供依据。

（一）无菌技术

所谓无菌技术是防止微生物进入物品和机体，同时防止被检物中可能存在的病原微生物污染周围环境及工作人员的规范化操作技术。

细菌等微生物广泛地分布于自然界中，无论是人或动物的皮肤、黏膜、排泄物和室内外的空气以及尘埃中都有各种微生物。这些微生物随时可能污染实验的环境、实验材料和实验物品等，影响实验结果的分析和鉴定，甚至导致错误的判断。微生物学检验的标本主要来自病人，有些标本具有传染性，如果没有严格的无菌观念，不严格执行微生物学实验室的操作规则，有可能导致实验室感染或医院感染。因此，微生物学工作者必须具有严格的无菌观念和掌握熟练的无菌操作技术，在进行微生物学检验工作过程中，无论标本的采集或细菌培养等，均须严格执行无菌操作技术，防止杂菌污染和病原菌的扩散，以保证微生物学检验的质量。在进行无菌操作时应注意如下要点：

1. 无菌室在使用前，用紫外线灯照射 30 min 至 1 h 或用 5% 石碳酸或 5% 来苏喷雾消毒。

2. 所用的物品均应在使用前严格进行灭菌，在使用过程中不得与未经灭菌的物品接触，如不慎碰撞应立即更换无菌物品。

3. 无菌试管或烧瓶，于开塞后及塞回之前，瓶（管）口应过火焰 1～2 次，以杀死可能性附着在管口或瓶口的细菌。开塞后的管口应尽量靠近火焰，试管及烧瓶应尽量平放，切忌口部向上和长时间暴露于空气中。

4. 接种环（针）于每次使用前后，应在火焰上彻底烧灼灭菌。

5. 在进行接种、倾注琼脂平板等操作均需在无菌室、超净工作台或接种罩内进行操作，以防杂菌污染。

6. 在使用无菌吸管时，不能用口吹出管内的余液，以免口腔内杂菌污染。应用橡皮吸球轻轻吹吸，吸管上端应塞有棉花。

7. 病人身上采血，或做穿刺、接种等，局部必须进行消毒。自动物体内抽血或接种时，应先将局部剪毛，再进行常规消毒。

8. 微生物实验室的所有感染性废弃物未经消毒灭菌不能拿出实验室，感染的动物尸体、鸡胚等应焚烧或经高压蒸汽灭菌。

9. 临床微生物工作者应注意个人防护，检验时必须穿工作服、戴口罩、帽子，根据需要戴防护镜和橡胶手套，离去时更衣、洗手。实验台面在工作完毕或被感染材料污染时应立即用消毒液处理。不许在工作区内吃东西、吸烟等。

（二）细菌的接种与分离方法

根据待检标本的来源、培养目的及所用培养基的种类，采用不同的接种方法。下面主要介绍平板划线法。

平板划线法　对于混有多种细菌的临床标本或其他培养物，经过划线接种到固体培养基表面，因划线的分散作用，使许多原先混杂的细菌细胞在固体培养基表面散开，一般经过 18～24 h 培养后可得到单个细菌，供细菌计数和纯培养用，称为分离培养。挑选单个菌落，转种至另一个培养基中，生长出来的细菌均为纯种，称为纯培养（pure culture）。分离纯培养是从临床标本中检查鉴定细菌非常重要的第一步，只有先从含有多种杂菌的标本中分离出目的菌纯培养，才能进一步对目的菌予以鉴定和研究。平板划线法可分为以下两种：

（1）分区划线法：此法多用于含菌量较多的粪便、脓汁等酝酿的细菌分离培养。先用接种环取标本，将其均匀涂布于平板表面边缘一小部分，约占培养面积的 1/4（第一区）；然后烧灼接种环，转动平皿至适合操作的位置，将环通过第一区 3～4 次，连续划线，线和线之间尽量不要重叠（第二区），第二区约占培养基面积的 1/4；依次划 3、4 区。平板上每一区的细菌数会逐渐减少，直至分离出单个菌落（图 4－1）。

（2）连续划线法：此法多用于含菌量不多的标本如咽拭子、棉拭子等标本的细菌的分离培养。将标本或咽拭子、棉拭子等直接涂布于培养基的 1/5 处，然后由此开始用接种球或直接用咽拭子（棉拭子）在平板表面连续划线并逐渐下移，直至划满平板表面（图 4－2）。

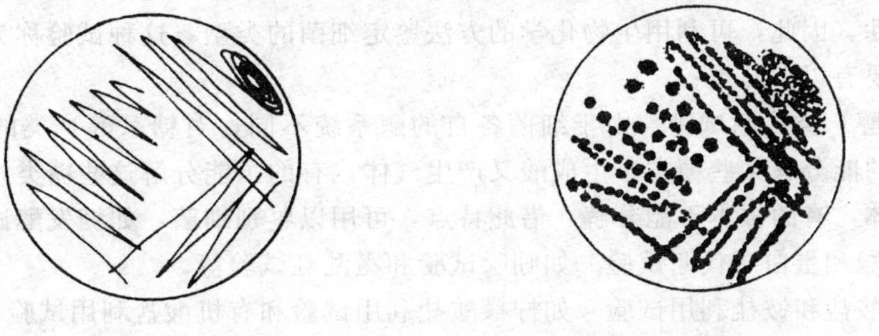

图 4－1　分区划线分离法

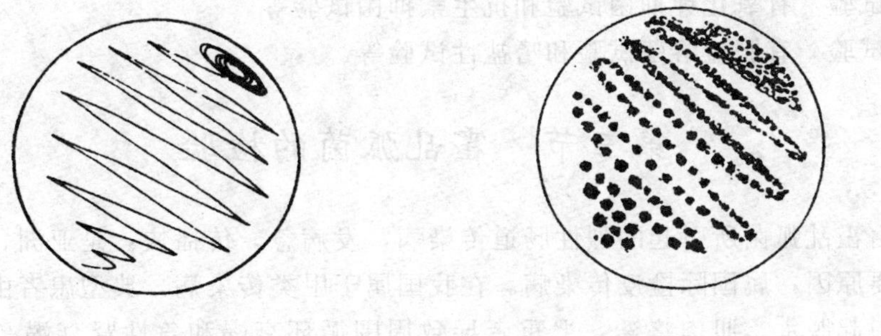

图 4－2　连续划线分离法

（三）细菌的培养方法

根据不同的标本及不同的培养目的，可选用不同的接种和培养方法。通常把细菌的培养方法分为普通培养、二氧化碳培养、微需氧培养和厌氧培养四种。

1. 普通培养　是指需氧菌或兼性厌氧菌在有氧条件下的培养，将已接种好的平板、斜面、液体培养基等置于 37℃孵育箱内孵育 18～24 h，无特殊要求的细菌均可生长。少数生长缓慢的细菌需要培养 3～7 d 直至 1 个月才能生长。为使孵育箱内保持一定的湿度，可在其内放置一杯水。对培养时间较长的培养基，接种后应将试管口塞好棉塞或硅胶塞后用石蜡-凡士林封固，以防培养基干裂。

2. 二氧化碳培养　将已接种培养基置于5%～10% CO_2 环境中进行培养的方法。多数细菌在代谢过程中需要 CO_2，但分解糖类时产生的 CO_2 已足够其所需，且空气中还有微量 CO_2，不必额外补充，只有少数细菌如肺炎链球菌、淋病奈瑟菌、流感嗜血杆菌等的培养，特别是在初次分离时需要在5%～10% CO_2 环境中培养才能生长良好。

3. 微需氧培养　微需氧菌在大气中及绝对无氧环境中均不能生长，在含有5%～6% O_2，5%～10%CO_2 和85%N左右的气体环境中才可生长，将标本接种到培养基上，置于上述气体环境中，37℃进行培养即微需氧培养法。

4. 厌氧培养　厌氧菌对氧敏感，培养过程中需造成低氧化还原电势的厌氧环境。厌氧培养法可分为：物理法、化学法、生物法。具体技术方法有：厌氧罐培养法、气袋法、厌氧手套箱法、需氧菌共生厌氧法等。

（四）细菌的生化反应试验

由于细菌各自的酶系统不同，新陈代谢的产物也有所不同，这些产物又各自具有不同的生物化学特性。因此，可利用生物化学的方法鉴定细菌的类型，这种试验称为细菌的生化反应试验。主要有以下几类：

1. 糖（醇）类代谢试验　由于细菌各自的酶系统不同，对糖（醇）类的分解能力也有所不同。有的能分解某些糖类，生成酸又产生气体，有的虽能分解这些糖类，但只能生成酸不能产生气体，有的根本不能分解。借此特点，可用以鉴别细菌，如糖发酵试验等。

2. 氨基酸和蛋白质代谢试验　如吲哚试验和霍乱红试验等。

3. 有机酸盐和铵盐利用试验　如柠檬酸盐利用试验和有机酸盐利用试验等。

4. 呼吸酶类试验　如氧化酶试验和触酶试验等。

5. 毒性酶类试验　如溶血试验和血浆凝固酶试验等。

6. 抑菌试验　有氧化钾抑菌试验和抗生素抑菌试验等。

7. 其他试验　有胆盐溶菌试验和嗜盐性试验等。

第三节　霍乱弧菌的检验

霍乱是由霍乱弧菌所引起的烈性肠道传染病，发病急、传播快，是亚洲、非洲大部分地区腹泻的重要原因，属国际检疫传染病。在我国属于甲类传染病。典型患者由于剧烈的腹泻和呕吐，可引起脱水、肌肉痉挛，严重者导致周围循环衰竭和急性肾衰竭。一般以轻症多见，带菌者也很多，但重症及典型患者治疗不及时常易死亡。

（一）细菌特征

霍乱的病原为霍乱弧菌，是一种能运动的弯曲呈弧形的革兰阴性菌。根据细胞壁表面抗原成分，霍乱弧菌被分成155个血清群，其中仅O1与O139可引起霍乱流行。其中O1群有古典和埃尔托两种生物型。

1. 形态结构　新从病人标本中分离出的细菌形态典型，革兰染色阴性，呈弧形或逗点状，在病人米泔水样便中，可呈首尾相接的鱼群样排列。做悬滴观察时，因细菌一端有鞭毛，呈穿梭样运动。有普通菌毛和性菌毛，O139群有荚膜。

2. 抗原成分　霍乱弧菌有不耐热的H抗原和耐热的O抗原。前者为共同抗原，特异性低；后者具有群特异性和型特异性，是霍乱弧菌分群和分型的基础。根据O抗原的不同，现有 155 个血清群，其中 O1 群、O139 群引起霍乱。

3. 培养特性　兼性厌氧，营养要求不高，在普通培养基上生长良好。耐碱不耐酸。初分离时，常选用 pH8.4～9.2 的碱性培养基，既有利于弧菌繁殖，又能抑制其他细菌生长。霍乱弧菌也可在无盐的培养基中生长，而其他致病弧菌则不能。霍乱弧菌是生长速度最快的细菌之一，在 pH8.5 碱性蛋白胨水中，经 35℃培养 6～9 小时，在液体表面大量繁殖而形成菌膜。

4. 生化反应　霍乱弧菌能发酵葡萄糖、麦芽糖、甘露醇、半乳糖、蔗糖和淀粉，产酸。迟缓发酵乳糖。不分解阿拉伯糖、肌醇和水杨苷等。氧化酶实验阳性。能还原硝酸盐，吲哚实验阳性。在血琼脂平板上艾尔托生物型霍乱弧菌可产生溶血素，使菌落周围出现透明溶血环；古典生物型不产生可溶性溶血素，不出现透明溶血环。

5. 抵抗力　霍乱弧菌可在河水、井水及海水中存活 20 天左右。对热、干燥和光敏感；100℃1～2 min 即死亡。怕酸而耐碱，在正常胃酸中仅能存活 4 min。对常用消毒剂敏感。对庆大霉素耐药。

（二）细菌学检验

1. 标本的采集　标本以病人粪便为主，可采集病人发病早期、服用抗菌药物之前的米泔水样粪便或呕吐物。采取的标本应立即接种于培养基。剧烈腹泻患者的水样便含有大量病原菌，直接分离培养极易获得阳性结果。不能接种培养基的要将粪便放入含有碱性蛋白胨水的增菌管内。

2. 检验程序，如下图：

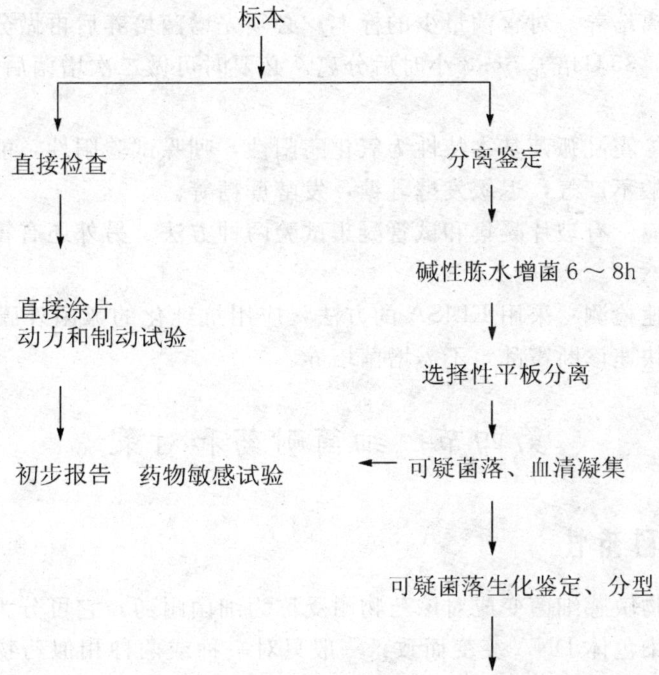

3. 检验方法

(1) 直接涂片染色　取米泔水样便或增菌液的菌膜做涂片两张。一张革兰染色，一张只用稀释复红液单染。镜下霍乱弧菌为稍弯曲的革兰阴性短杆菌，有时呈逗点状或弧状。

(2) 悬滴检查　观察细菌的动力可用悬滴法或压滴法，霍乱弧菌为单鞭毛，运动非常活泼，如流星状。

(3) 制动试验　若标本经检查发现动力和菌体形态都很典型，可做制动试验。将米泔水样便或增菌液一滴，加一滴浓的（一般1∶64稀释）的多价"O"抗血清，混合均匀后做悬滴检查，如弧菌在3～5 min内停止运动，并凝集成块为阳性。在做细菌培养的同时，进行此项检查，可对阳性标本提早做出初步诊断。

(4) 玻片凝集法　艾尔托生物型霍乱弧菌在庆大霉素琼脂培养基上生长较快，37℃培养8～10小时，在其他杂菌尚未生长或长出很小菌落的情况下，霍乱弧菌菌落直径可达1 mm。刮取较大的半透明菌落或湿润菌苔直接用霍乱多价血清做玻片凝集。阳性者可做初步报告。琼脂平板继续培养，按常规培养时间再做一次复查。

4. 分离培养

(1) 直接分离培养　急性期患者的米泔水样粪便标本，除增菌培养外，可同时做直接分离培养，这样，不仅能缩短检出时间，还可避免标本中其他杂菌经增菌后迅速繁殖，影响霍乱弧菌的分离。根据实验室的条件，可适当选用选择性强或弱的培养基，如庆大霉素琼脂和碱性琼脂等。现多采用先以碱性蛋白胨水增菌，再用强选择性培养基分离的方法。

霍乱弧菌在庆大霉素琼脂平板上生长16～18小时，菌落直径可达2 mm。略带灰色，半透明扁平，光滑湿润；在碱性琼脂平板上菌落为青灰色或无色透明，适合做玻片凝集试验。

(2) 增菌后分离培养　对含菌量少的标本，必须先增菌培养后再做分离。可将标本接种于碱性蛋白胨水内，35℃培养6～8小时后分离。必要时可做二次增菌后再进行分离培养。

5. 细菌学鉴定

(1) 生化反应　霍乱弧菌基本特性为氧化酶阳性，吲哚试验阳性，能在无盐培养基上生长，发酵葡萄糖产酸不产气，迟缓发酵乳糖，发酵蔗糖等。

(2) 血清学反应　有玻片凝集和试管凝集试验两种方法。另外还有霍乱弧菌两种生物型的鉴别试验等。

(3) 霍乱的快速检测　采用ELISA的方法，应用抗纯化的弧菌外膜蛋白血清检测粪便中的弧菌抗原，可快速诊断霍乱，不需增菌培养。

第四节　细菌耐药和对策

一、细菌的耐药性

对某种抗菌药物敏感细菌变成对该药物耐受称为细菌耐药。它可分为天然耐药和获得性耐药。前者是通过染色体DNA突变而致，一般只对一种或两种相似药物耐药，在细菌耐药性上不占主要地位。而后者是细菌与外界环境相互作用而产生的。抗生素的广泛使用而引起的细菌耐药成为细菌的耐药性发生发展的主要原因。

抗生素问世的半个世纪以来，细菌耐药始终与抗生素相伴。20世纪40年代初，青霉素开始在临床应用，而 1942 年就出现了产青霉素酶的耐药菌株。在最近的 20 年里细菌耐药的演变速度之快是空前的。临床细菌对抗生素的耐药性出现了由低水平耐药到高水平耐药、单一耐药到多重耐药的变化趋势。

二、细菌的耐药性发生的主要原因

1. 抗生素的出现是细菌耐药的根源所在，细菌耐药是生物进化的必然结果，是细菌适应环境的一种自我保护方式。

2. 不必要的情况下使用抗生素。如抗生素对病毒并没有作用，当人们患病毒性感染时服用抗生素，这样，身体内有益的共生菌被杀灭或抑制，体内有益的细菌的减少可为有害细菌的生长繁殖提供良好的条件。

3. 没有严格按照抗生素处方的要求进行用药，如单次剂量不足或整个疗程不足。即使这种抗生素对所治疗的细菌有效，但如果不能给予足够的剂量来抑制和杀灭细菌，那么该细菌群体中的某些耐药亚群或个体将得以生存。这些得以存活的细菌将成为一个难以治疗的耐药群体而大量繁殖。这些被选择出来的耐药菌株还可以在人与人之间传播。

4. 抗生素在农业和畜牧业方面的滥用和过量使用。有时抗生素加入饲料用以促进动物的生长。这些抗生素足以使耐药菌大量繁殖。另外，抗生素可被喷洒在树及农作物上用以抑制细菌繁殖，这样，残留在水果及蔬菜上抗生素可破坏人体肠道中的有益菌群，使得那些具有危害性的耐药菌得以生存。

5. 包括我国在内的许多国家，现在无医生处方的情况下可随意获得抗生素。由于许多人并不知道抗生素仅对细菌性感染有效，在流感和其他病毒感染时也使用抗生素。抗生素的滥用导致了耐药菌的产生。

三、防治细菌耐药发生发展的措施

细菌对抗生素的耐药是临床工作中非常突出而又重要的问题，要想彻底防止细菌耐药性的产生和进一步发展是不现实的。因为耐药是细菌适应环境的结果。解决细菌耐药的努力方向在于如何更好地管理以减缓耐药的发展速度。因此，临床微生物工作者负有指导临床合理使用抗生素的责任，临床医生必须明确抗生素使用原则，严格掌握其适应证，合理使用抗生素，要做到合理使用抗生素，应注意以下几个方面：

1. 临床微生物实验室要及早确立病原学诊断，如进行涂片、培养、药敏等快速检验，把结果、信息提供给临床，临床医生要根据培养和药敏结果及治疗情况调整抗生素用药。临床微生物实验室应对细菌耐药情况进行监测并定期掌握使用抗生素的指征，防止滥用以减少或控制耐药菌的产生。

2. 掌握抗生素的药理作用。熟悉和掌握药物的抗菌谱、作用机制、抗菌活性、药物代谢动力学特征（吸收、分布、排泄、血半衰期、口服或肌注后的生物利用度等）、对不同机体的敏感性、毒副作用及不良反应等，以便科学地、有针对性地、合理地使用抗生素。

3. 要根据病人的生理、病理、免疫状态合理使用抗生素。要根据新生儿、老人、孕妇等不同患者合理使用抗生素，同时要注意肝、肾功能的情况和过敏体质等选用不同的抗生素。

4. 药剂专业及管理人员应熟悉感染控制工作，了解本医疗机构最新的细菌耐药性流行病学资料，并同感染控制人员一起制定本医疗机构的用药规则。除非特殊情况，一律应参照临床微生物实验室的报告选用抗生素；建议医生尽量选用抗菌谱窄的、对耐药性产生影响不大的抗生素进行抗感染治疗；不同种类抗生素交替使用可大大减缓细菌耐药的产生。

思考题

1. 细菌学形态学检查常用的方法有哪些？主要临床应用目的是什么？
2. 霍乱弧菌的检验流程是如何规定和判断的？
3. 防止细菌耐药的对策有哪些？

（卢　新）

第五章　常用免疫学检验技术

免疫学检验技术为两个部分，一部分为利用免疫检测原理检测免疫活性细胞、抗原、抗体、补体、细胞因子、细胞黏附分子等免疫相关物质，另一部分是利用免疫检测原理检测体液中微量物质如激素、酶、血浆微量蛋白、血液药物浓度、微量元素等。从而使免疫检验的范围进一步扩大，应用也更加广泛。这些检测结果为临床上确定诊断、分析病情、调整治疗方案和判断预后等提供了有效的实验依据。

本章除了介绍免疫学检验的基本原理、特点之外，重点讲解了免疫胶乳试验、酶联免疫吸附试验和金标免疫分析技术，因为上述三种免疫技术在基层治疗检验工作中常被使用。此外，本章还着重介绍了乙肝血清学指标、艾滋病实验室诊断以及肿瘤标志物的临床应用。

第一节　免疫学检验原理、特点和方法

一、免疫学检验原理

（一）抗原抗体反应（antigen-antibody reaction）是抗原与相应抗体之间的特异性结合反应。它既可发生在体内，也可发生在体外。免疫学检验技术就是利用体外的抗原抗体反应，根据参与反应的抗原的物理性状（可溶性或颗粒性）以及参与反应的条件（电解质、补体等）不同，表现出不同的现象，如沉淀、凝集、细胞溶解、补体结合和毒素中和等。由于抗体主要存在于血清中，临床上采用血清做试验，故又称为血清学试验。

抗原抗体反应可分为两个阶段。第一阶段为特异性结合阶段，此阶段仅需数秒至数分钟，但并不出现可见的反应；第二阶段为可见反应阶段，这一阶段抗原抗体复合物在适当的电解质、pH、温度和补体等的影响下，进一步交联聚集，出现凝集、沉淀、溶解和补体结合介导的生物现象等肉眼可见的反应。第二阶段反应较慢，往往需要数分钟至数小时。这两个阶段不能严格划分，所需的时间也受多种因素的影响。

（二）抗原抗体反应的特点

1. 特异性

抗原抗体反应的特异性（specificity）是指抗原分子上的抗原决定簇和抗体分子超变区结合的特异性，由这两个分子之间空间结构的互补性决定的。形同钥匙与锁一样，所以抗原抗体的结合是有高度特异性的。例如白喉抗毒素只能与相应的外毒素结合，而不能与破伤风外毒素结合。因此，在抗原抗体反应的免疫学实验中，可以用已知的抗原或抗体来检测特定的相对应的抗体或抗原。

2. 比例性

比例性（proportionality）是指抗原与抗体特异性结合反应时，生成肉眼可见结合物的量与反应物浓度的关系，只有当二者浓度比例适当时，才出现可见反应。抗原抗体分子比例

合适的范围，称为抗原抗体反应的等价带。在此范围抗原抗体结合充分，沉淀物形成得快而多。在等价带的前后，由于抗体或抗原的过量，上清液中可测出游离的抗体或抗原，形成的沉淀物少。当抗体过量时称为前带，抗原过量时称为后带。因此，在抗原抗体反应的试验中，如果没有产生肉眼可见的抗原抗体复合物出现，一方面要考虑是否有抗原与相应的抗体存在，另一方面还必须注意到两者反应的比例是否适当。

3. 可逆性

抗原与相应抗体结合成复合物后，在一定条件下又可解离为游离抗原与抗体的特性称为抗原抗体结合的可逆性（reversibility）。由于抗原抗体的结合是分子表面的非共价键结合，故形成的复合物是不牢固的，在一定的条件下可以解离，所以说抗原抗体结合形成抗原抗体复合物的过程是一动态平衡过程。抗原抗体复合物解离取决于两方面的因素：一是抗体对相应抗原的亲和力；二是环境因素对复合物的影响。亲和力高的抗体与抗原表位在空间构型上非常适合，两者结合牢固，不容易解离，反之，亲和力低的抗体与抗原形成的复合物较易解离。环境因素中温度的变化可破坏离子间的静电引力，使抗原抗体的结合力下降。增加离子强度，也可使静电引力消失，降低抗原抗体的结合力，促使其解离。解离后的抗原和抗体仍然保持游离抗原、抗体的生物活性。

（三）影响抗原抗体反应的因素

影响抗原抗体反应的因素较多，主要有两方面：一是反应物自身的因素；另一方面是反应环境的因素。

1. 反应物自身因素

1）抗原

抗原的理化性状、表面抗原决定簇的种类和数目均可影响抗原抗体反应的结果。如颗粒性抗原与相应抗体结合后产生凝集现象；可溶性抗原与相应抗体结合后产生沉淀现象；单价抗原与相应抗体结合后不出现沉淀现象。

2）抗体

①来源　来源于不同动物的免疫血清，其反应性有差异。家兔等大多数动物的免疫血清，由于具有较宽的等价带，与相应抗原结合易出现可见的抗原抗体复合物。马、人的免疫血清等价带窄，抗原不足或过剩，均易形成可溶性复合物。单克隆抗体一般不适合用于凝集和沉淀反应。

②浓度　抗体的浓度往往是与抗原相对而言，二者合适的浓度才易出现可见的反应结果。

③特异性和亲和力　特异性与亲和力是影响抗原抗体反应的关键因素，它们共同影响试验结果的准确程度。诊断试剂应尽可能选高特异性、高亲和力的抗体，才能提高试验的可靠性。

2. 反应的环境条件

1）电解质

抗原抗体结合后，由亲水性向疏水性转换过程中必须要有电解质参与才能进一步使抗原抗体复合物表面失去电荷，破坏水化层，使复合物相互靠拢聚集，形成大块凝集、沉淀。若无电解质存在，则不出现可见反应。在抗原抗体反应中，通常使用0.85%NaCl溶液或各种缓冲液作抗原抗体的稀释液及反应液。

2）酸碱度

抗原抗体反应必须在合适的 pH 环境中进行，pH 过低或过高都会影响抗原抗体的反应。抗原抗体反应中一般以 pH6～9 为宜。有补体参与的反应 pH 为 7.2～7.4，超过这个范围会降低补体的酶活性而影响反应。

3）温度

抗原抗体反应需要合适的温度才有利于二者结合。一般以 15～40℃为宜，最适温度为 37℃。在此范围内，温度越高，抗原抗体分子运动越快，碰撞接触机会越多，两者结合反应速度越快。但是如果温度高于 56℃，会导致抗原抗体复合物解离，甚至分子变性。温度越低，反应速度越缓慢，但抗原抗体结合越牢固，易于观察。

在抗原抗体反应中，适当的振摇可促使抗原抗体分子的接触，加速其反应。

二、免疫学检验方法和应用

（一）凝集反应

颗粒性抗原、或可溶性抗原（或抗体）与载体颗粒结合成致敏颗粒后，与相应抗体（或抗原）发生特异性反应，在适当电解质存在下，形成肉眼可见的凝集现象，称为凝集反应。凝集试验应用广而且敏感度高，方法简便，迄今已成为通用的免疫学技术之一，广泛用于细菌的鉴定和分型、抗原分析、测定抗体和诊断疾病等临床检验。在免疫检验技术中，根据参与反应的颗粒的不同，把凝集反应分为直接凝集反应和间接凝集反应。而自身红细胞凝集反应试验和抗球蛋白参与的凝集试验是两种特殊的凝集反应。

1. 直接凝集反应　细菌、螺旋体和红细胞等颗粒性抗原，在适当电解质参与下可直接与相应抗体反应，当二者比例适当时，出现凝集，称为直接凝集反应。反应中的抗原称为凝集原，参与反应的抗体称为凝集素。常用的凝集试验有玻片法、试管法和微量血凝反应板法。

2. 间接凝集反应　将可溶性抗原（或抗体）先吸附或偶联于与免疫无关、大小适当的颗粒表面，使之成为致敏载体颗粒，然后与相应抗体（或抗原）作用，在适宜的电解质存在条件下，出现特异性的凝集现象，称为间接凝集反应。其敏感度比直接凝集反应高 2～8 倍，亦明显高于沉淀反应。在临床上广泛用于各种抗体和可溶性抗原的检测。间接凝集反应试验可分为：

1）间接凝集试验　用抗原致敏载体以检测标本中的相应抗体。将可溶性抗原与载体颗粒结合，再与样品中的抗体反应，形成肉眼可见的凝集颗粒或凝集块者为阳性。

2）反向间接凝集试验　用已知特异性抗体致敏载体以检测标本中的相应抗原。临床上用于检测 HBsAg、AFP 等。

3）间接抑制试验　试剂为已知抗原致敏的颗粒载体和相应的抗体，用于检测标本中与致敏抗原相同的抗原。检测方法是将标本与抗体试剂混合反应，然后加入致敏载体，若出现凝集，说明标本中不存在相应抗原，抗体试剂未被结合，仍与载体上的抗原反应；如未出现凝集，则说明标本中含有相应抗原，凝集反应被抑制。

4）协同凝集试验　其原理同反向间接凝集试验，但所用的载体是金黄色葡萄球菌，其细胞壁中有 A 蛋白（SPA），SPA 具有能与特异性抗体 IgG 的 Fc 段结合的特性。当这种葡萄球菌与 IgG 抗体连接时，就成为抗体致敏的颗粒载体，若与相应抗原接触，就会出现反向间接凝集反应，常用于细菌、病毒、毒素及可溶性抗原的快速检测。

5）间接血凝试验　是以红细胞作为载体的间接凝集试验。可根据红细胞凝集的程度判断阳性反应的强弱。在临床检测中应用广泛，是经典的抗原抗体反应之一。

6）胶乳凝集试验　是以聚苯乙烯胶乳微粒为载体的间接凝集试验。

3. 间接凝集试验的应用

间接凝集试验具有敏感、快速、操作简便和不需要特殊仪器等优点，既可以检测抗原，又可以检测抗体。已广泛应用于医学检验。特别是对某些疾病的诊断治疗和效果的观察有着重要的参考价值。

1）抗体的检测　用于检测微生物、寄生虫等感染所产生的抗体及自身抗体和药物抗体。如检测沙门菌抗体和类风湿因子等。

2）抗原的检测　用于在临床上用反向间接凝集试验检测甲胎蛋白抗原和乙型肝炎病毒流行病学调查。在妇产科常用胶乳凝集试验检测孕妇尿中的绒毛膜促性腺激素（HCG）抗原。以诊断早期妊娠。

（二）沉淀反应

沉淀反应是可溶性抗原与相应抗体在适当的条件下发生特异性结合而产生沉淀的现象。沉淀反应中的抗原多为蛋白质、多糖等可溶性物质。抗原与相应抗体在介质中或固相表面发生特异性结合，可分为两个阶段，第一阶段为抗原抗体特异性结合反应，在几秒或几十秒内就可完成，出现可溶性小复合物，十分快速，但肉眼不可见。在免疫比浊法中可以测定免疫复合物形成的速率，称为速率比浊法。第二阶段则形成大的可见的免疫复合物，需要几十分钟到数小时才能完成。如沉淀线或沉淀环。沉淀反应的常用试验方法有：

1. 液体内沉淀试验

1）絮状沉淀试验　将抗原和抗体溶液混合在一起，在电解质存在下，抗原与抗体结合形成絮状沉淀物。

2）免疫浊度测定　是将光学测量仪器与分析检测系统相结合应用于沉淀反应，对各种液体介质中的微量抗原、抗体和药物及其他小分子半抗原物质进行定量测定的方法。其原理是：当可溶性抗原与相应抗体在适当比例结合时，在特殊缓冲液中快速形成一定大小的抗原抗体复合物，使反应液出现浊度。采用透射比浊的方法，根据所测的吸光度值可推算出待测抗原的量。免疫浊度测定又可分为速率比浊法和终点比浊法。其优点是可以准确定量，校正曲线比较稳定，简便快捷，无污染，易于自动化，也适合于大批量标本的检测，在临床检验中得到了广泛应用。

2. 凝胶内沉淀试验　利用可溶性抗原与相应抗体在凝胶中扩散，形成浓度梯度，在抗原抗体浓度比例适当的位置形成肉眼可见的沉淀线或沉淀环。

（三）补体结合试验

补体是一组存在于脊椎动物血清及组织液中具有酶活性、不耐热和功能上能够连续反应的糖蛋白，是抗体发挥溶细胞作用的必要补充条件，故称为补体。补体结合试验就是利用了补体具有溶细胞作用的机制。

是经典途径的抗原抗体反应之一，该试验应用绵羊红细胞和溶血剂做指示剂，建立了检测抗原抗体与补体结合的方法，如检测梅毒的华氏试验（现已被淘汰）。凡是能激活补体的IgG、IgM类抗体与相应抗原结合的反应都可以用本法检测。目前主要用于病毒性传染病诊断、流行病学调查以及一些自身抗体、肿瘤相关抗原等的检测。

（四）免疫标记技术

免疫标记技术是将多种可以微量或超微量检测的示踪物（如荧光素、放射性核素、酶、化学或生物发光剂）对抗原或抗体进行标记，制成标记物，加入抗原抗体反应体系中与相应未标记抗体或抗原进行反应，使免疫反应结果可被灵敏地进行分析测定。可以不测定免疫复合物本身，仅对其中的标记物进行测定就可确定待测物质的含量。因此，免疫标记技术具有高度特异性和高度灵敏性，由于它具有重复性好、准确性高、操作简便、易于商品化和自动化的特点，现已发展成为生物活性物质分析重要的方法之一。免疫检验常用的标记技术有：

1. 放射免疫技术

放射免疫技术是利用放射性核素的灵敏性和精确性与抗原抗体反应的特异性相结合而创建的一类免疫测定技术。常用的放射性核素有^{125}I和^{131}I等，主要有两种基本类型：

1）放射免疫分析：是最经典的模式，是以放射性核素标记的抗原与反应系统中未标记的抗原竞争特异性抗体为基本原理来测定抗原含量的分析方法。

2）免疫放射分析：是用放射性核素标记的过量抗体方法。抗体与待测抗原直接结合，采用固相免疫吸附载体分离结合与游离标记抗体的非竞争放射免疫分析。放射免疫技术由于其测定的灵敏度高，特异性强、精密度好，而且可对抗原和半抗原进行测定，对仪器设备条件要求不高，所以广泛应用于医学检验。常用于各种激素、微量蛋白质、肿瘤标志物和药物等微量物质的测定。其缺点是：放射性污染和危害；常用核素半衰期短，试剂盒稳定期短、不易快速及自动化检验等，已逐步被其他标记免疫分析方法所取代。

2. 荧光免疫技术

荧光免疫技术是将免疫学反应的特异性与荧光技术的敏感性结合起来的一种方法，是最早发展的一种免疫标记技术。其原理是利用荧光素标记抗体，使之在涂片上或组织切片上与标本的待测抗原特异性地结合，采用高发光效率的点光源，透过滤光板发出一定波长的光，使结合在标本上的荧光素被激发而产生荧光，然后借助荧光显微镜观察底物片上的荧光染色形态，判断待测抗原或抗体。荧光免疫技术在临床检验上常用作细菌、病毒和寄生虫的检验以及自身抗体的检测。免疫荧光间接染色法可用于测定血清中的抗体，如免疫荧光用于梅毒螺旋体抗体的检测是梅毒特异性诊断方法之一。间接免疫荧光试验是当前公认的最有效的检测疟疾抗体的方法。

3. 酶免疫技术

酶免疫技术是经典标记免疫技术之一，是以酶标记抗体或抗原为主要试剂的一种标记免疫分析技术。酶免疫技术是利用酶催化底物反应的生物放大作用，提高特异性抗原-抗体免疫学反应检测敏感性的一种标记免疫技术。临床常用的酶免疫技术是酶联免疫吸附试验（见第三章第 3 节）酶免疫测定除具有高度的敏感性和特异性，酶标记试剂比较稳定，而且易与其他相关技术偶联，因此发展迅速。市场上各种符合质量要求的商品试剂盒（提供有包被好的固相载体、酶标记物及其底物和洗涤液等全套试剂成分）和自动或半自动检测仪不断研究发明问世，极大地促进了酶免疫测定技术的普及。特别是固相载体酶免疫技术与胶体金技术等的结合，使市场上出现了一大批适用于家庭及床旁检测的快速试剂盒，大大方便了人群的自我保健和临床的快速诊断。ELISA 则应用更为广泛，几乎所有的可溶性抗原抗体系统均可用以检测。该技术的检测灵敏度高、特异性强、准确性好，酶标记试剂能够较长时间保持稳定，检测方法简便安全易行，而且容易与其他技术偶联衍生出适用范围更广的新方法等。因此，酶免疫技术在方法学上的研究重点除与其他标记免疫技术一样需制备高纯度抗原和高亲和力的特异性抗体外，还包括：选择高活性的纯化标记用酶；试验有效的交联试剂和交联反应，制备高质量的酶标记物；选用适宜的酶作用底物系统；确定有效的分离结合/游离反应物的方法；筛选操作步骤以及研究自动化测定技术等。

4. 金标记免疫技术　是以胶体金为标记物的免疫标记技术。（见第三章第四节）

第二节　免疫胶乳试验与应用

一、胶乳凝集试验原理及方法

（一）原理

胶乳凝集试验是以聚苯乙烯胶乳颗粒为载体的间接凝集试验。使用抗原或抗体致敏胶乳颗粒，再用此致敏胶乳检测相应的抗体或抗原。胶乳凝集试验所用的胶乳颗粒是人工合成的载体，均一性较好，性能比红细胞稳定，但与蛋白质的结合能力及凝集性能不如红细胞，因此胶乳凝集试验敏感性不如血凝试验。

（二）试验方法

1. 胶乳凝集试验　在反应板的一格中，先加受检标本一滴，再加致敏胶乳一滴，连续摇动 2～3 min 观察结果。胶乳凝集者为阳性。不凝集者为阴性。同时做阴、阳性对照。

2. 胶乳凝集抑制试验　先加受检标本一滴，再加一滴相应抗血清混匀，再加一滴致敏胶乳抗原，连续摇动 2～3 min 观察结果。胶乳凝集者为阴性，不凝集者为阳性。

（三）注意事项

1. 受检标本和试剂的加入顺序应遵照规定的步骤，否则无法判定结果。

2. 试剂一般保存在 4～6℃较为适宜，胶乳试剂不能冷冻，试验前取出，待接近室温时的温度再使用。

3. 此试验一般作为定性检测，严格的操作也能达到半定量的要求。滴加标本和试剂时，液滴大小应均匀一致，每滴约 50 μl。

二、抗链球菌溶血素“O”的测定

（一）试验原理

在受检者血清标本中，加入适量的溶血素“O”。如标本中含有高单位抗体，中和后则有多余的抗体存在，与溶血素“O”致敏的胶乳试剂反应，可出现清晰而均匀的凝集颗粒。

（二）试验步骤

1. 将溶血素“O”贮存液用生理盐水稀释到每毫升含 5 和 2.5 结合单位的两种应用液。

2. 血清标本 56℃ 30 min 灭活后用生理盐水作 1∶50 稀释。

3. 在胶乳试验反应板上滴入稀释血清标本 1 滴，再滴加 2.5 结合单位应用液 1 滴，轻轻摇动 3 min，使其均匀。

4. 滴加 ASO 胶乳 1 滴，轻轻摇动 8 min，有清晰凝集者为阳性。

5. 将阳性血清用 5 结合单位应用液重复试验，有清晰凝集者为强阳性。

（三）临床意义

1. 阴性者 ASO≤250 U，阳性者 ASO 在 330～500 U，强阳性者 ASO 在 625 U 以上。

2. 正常健康人 ASO 水平随地区、年龄、气候、季节、环境条件不同而异，通常成人在 250 U 以内，3 岁以下儿童在 100 U 以内者均属正常。

3. A 群溶血性链球菌感染后，80%～85%的患者 ASO 升高。3～5 周达最高值，两个月后开始下降，6～12 个月恢复到正常水平。

（四）注意事项

1. 患者标本应新鲜，如被细菌污染或严重溶血者，可影响结果，引起假阳性。

2. 高血脂标本，试管或试剂被胆固醇污染均可出现假阳性。

3. 所用器具应清洁，取量要准确。

4. 溶血素“O”单位标定不准，常可影响结果。每次试验应取一个已知的 ASO 单位的标本为对照，如出现偏高或偏低的结果，应重新测定溶血素“O”的结合量。

5. 链球菌溶血素“O”在 pH6.5 时活性最强，偏酸或偏碱均可影响结果。

6. 胶乳试剂不可冰冻，放置 4℃冰箱可保存一年。不同胶乳商品试剂有不同要求，操作前应仔细阅读说明书。

三、类风湿因子 RF 的检测

类风湿性关节炎（RA）是由自身抗体-免疫复合物引起的自身免疫性疾病。多发于青壮年，女性多于男性。患者由于感染、炎症等原因产生了变性 IgG。变性 IgG 成为自身抗原，刺激免疫系统产生了各种抗变性 IgG 抗体，即类风湿因子 RF。变性 IgG 与类风湿因子结合，形成中等大小的免疫复合物，沉积于关节等部位，激活补体，引起慢性渐进性免疫炎症性损害，严重时可累及心、肺和血管等，免疫学检查血清和关节滑膜液中出现类风湿因子。

（一）试验原理

胶乳凝集法，将热凝聚 IgG 包被于聚苯乙烯胶乳颗粒表面，如待测血清中含有 RF，与相应抗原结合，产生肉眼可见的凝集反应。

（二）试验步骤

按试剂盒说明书操作，待测血清预先 56℃ 30 min 灭活，再用 0.1 mol/L pH8.2 甘氨酸缓冲液做 1∶20～1∶80 稀释，取各稀释度血清一滴，加于反应板上，滴加 RF 胶乳试剂一滴，充分混匀并轻轻摇动反应板，3 min 内出现明显凝集者为阳性。

（三）临床意义

RF 是一种以变性 IgG 为靶抗原的自身抗体，正常人用本法检测常为阴性。阳性主要见于类风湿性关节炎患者。另外，干燥综合征、冷球蛋白血症、亚急性细菌性心内膜炎、肝硬化、慢性肝炎等疾病也可阳性。因此 RF 对类风湿性关节炎患者并不具有严格的特异性，RF 阳性不能作为诊断类风湿性关节炎的唯一标准。尽管在多种疾病 RF 可阳性，但是滴度均较低，随 RF 滴度增加，对类风湿性关节炎的诊断特异性也增高。多种疾病 RF 测定阳性率如表 5-1。

表 5-1 多种疾病 RF 测定阳性率

疾病	RF 测定阳性率
类风湿性关节炎	79.6%
系统性红斑狼疮	30%
干燥综合征	95%
皮肌炎	80%
硬皮病	80%
混合性结缔组织病	25%

注意事项：本法检测出阳性主要为 IgM 类 RF，阳性血清可连续双倍稀释测效价。每次试验均应设阴、阳性对照。其他见胶乳凝集法注意事项。

第三节　酶联免疫吸附试验

一、原理

酶联免疫吸附试验（ELISA）就是以酶作为标记物、以免疫反应为基础的固相吸附测定方法。ELISA 测定试剂主要包括固相包被的抗原或抗体、酶标记的抗原或抗体和酶反应的底物等。结合在固相载体表面的抗原或抗体保持其免疫学活性，抗原或抗体的酶结合物既保留其免疫学活性，又保留酶的活性。在测定过程中，抗原抗体结合反应在固相支持物上进行，用洗涤的方法使固相载体形成的抗原抗体复合物与其他物质分离，反应结果是以酶与底物作用后显色来判断的。显色的深浅与临床标本中待测物的浓度成正比或反比关系。所以可以根据显色的深浅进行定性或定量分析。由于酶的催化效率很高，可极大地放大反应结果，从而使检测方法达到很高的敏感度。

二、类型

用于临床检验的 ELISA 主要有以下几种类型：

1. 双抗体夹心法　是检测抗原最常用的方法，操作步骤如下：

1）将特异性抗体与固相载体联结，形成固相抗体。洗涤除去未结合抗体及杂质。

2）加待测标本，与固相抗体接触反应一段时间，标本中的抗原与固相抗体结合，形成固相抗原抗体复合物。洗涤除去其他未结合物质。

3）加酶标抗体，固相免疫复合物上的抗原与酶标抗体结合。形成固相抗体-抗原-酶标抗体免疫复合物。彻底洗涤未结合的酶标抗体。此时，固相载体上带有的酶量与标本中待测抗原的量相关。

4）加底物显色，复合物上的酶催化底物生成有色产物根据显色的深浅可进行该抗原的定性或定量。

在临床检验中，双抗体夹心法适用于检测各种蛋白质等大分子抗原，例如乙型肝炎病毒表面抗原（HBsAg）、甲胎蛋白（AFP）、绒毛膜促性腺激素（HCG）等。不能用于半抗原等小分子的测定。

2. 间接法测抗体

间接法是检测抗体常用的方法，其原理为利用酶标记的抗抗体（即酶标二抗）检测已与固相抗原结合受检抗体，故称为间接法。操作步骤如下：

1）将特异性抗原与固相载体联结，形成固相抗原。洗涤除去未结合抗原及杂质。

2）加稀释的受检血清，血清中的特异性抗体与固相抗原结合，形成固相抗原抗体复合物，经洗涤后，固相载体上只留下抗原抗体复合物。其他免疫球蛋白及血清中的杂质由于不能与固相抗原结合，在洗涤过程中被洗去。

3）加酶标记的抗免疫球蛋白（酶标抗抗体），它与固相复合物中的抗体结合，形成固相抗原-受检抗体-酶标二抗复合物，从而使该抗体间接标记上酶。清洗后，固相载体上的酶量与标本中待测特异性抗体的量相关。

4）加底物显色，显色的深浅与标本中待测特异性抗体的量相关。此法主要用于对病原体抗体的检测来进行传染病的诊断。主要缺点是待测标本需要经过稀释后才能进行测定，否则血清中高浓度的非特异性 IgG 和其他干扰物质会引起阴性本底过高，造成假阳性。

3. 双抗原夹心法测抗体

反应模式与双抗体夹心法类似。用特异性抗原包被固相载体和制备酶结合物，以检测相应的抗体。此法待测标本不需稀释，可直接用于测定，故其敏感度高于间接法。临床检验中，抗- HBs 的检测常用此法。

4. 竞争法测抗体

其原理为待测标本中的抗体和一定量的酶标抗体竞争与固相抗原结合。标本中的抗体含量越多，结合在固相上的酶标抗体越少，因此，阳性结果显色程度要浅于阴性结果。如抗-HBc 的检测常用此法。

5. 捕获法测抗体

主要用于血清中某种抗体亚型成分（如 IgM）的测定。竞争法测抗体一般仅适用于检测 IgG 型抗体，IgM 型抗体的检测用于传染病的早期诊断，如果用竞争法，即酶标记的抗人 IgM 作为酶标二抗进行间接 ELISA 测定，这样标本中同时存在的不同浓度的 IgG 型抗体将与 IgM 抗体竞争，使结合在固相抗原上的 IgM 抗体相应减少，另外，标本中如含有类风湿因子，也会产生干扰。因此一般间接法测定 IgM 抗体不能得到准确的结果。而捕获法是用抗人 IgM 抗体包被固相载体，以捕获待测血清中的 IgM，然后加入抗原，此抗原只与特异性的 IgM 结合，继续加入酶标记的特异性抗体，最后与底物作用，显色深浅与标本中特异性的 IgM 成正比。捕获法常用于病毒性感染的早期诊断，如甲型肝炎病毒（HAV）IgM 抗体的检测。

6. 其他 ELISA　ELISA 法由于测定灵敏、特异、操作简便、易于自动化，且无放射性污染等诸多优点，使其不仅成为目前应用最广而且发展最快的一种免疫测定技术。在方法学上不断有各具特点的新测定法问世，如应用生物素-亲和素放大系统的 ELISA；利用酶催化底物发荧光的酶联免疫荧光测定（ELFIA），以及酶联免疫化学发光测定（ELICLA）等。

第四节　乙型肝炎血清学检验的临床意义

HBV 是乙型病毒性肝炎的病原体，主要通过血液途径传播，也可由性接触传播和母婴垂直传播。HBV 感染可产生各种不同的临床征象，包括从无症状的隐性感染到症状明显的终末期各型肝病，如重症肝炎、肝硬化和肝癌。我国一般人群中 HBV 自然感染率较高，约有 10%。机体受到 HBV 感染后，可产生针对 HBV 各种抗原的细胞免疫和体液免疫应答。所以，临床上 HBV 感染的免疫学诊断以 HBV 感染的血清标志物的免疫学测定为主。主要有 HBsAg、抗- HBs、HBeAg、抗- HBe 和抗- HBc，俗称乙肝两对半。另外还有 preS1、抗- preS1、preS2 和抗- preS2，HBV-DNA 等。这些指标健康人检测结果均为阴性。

（一）乙型肝炎病毒的传播

HBV 是通过破损的皮肤和黏膜进入机体，传染源是 HBV 携带者和乙型肝炎患者的血液、唾液、精液和阴道分泌物等。HBV 的传播途径大致可分为血液、血制品传播、性传播和母婴传播等。

1. 血液、血制品传播：HBV 在血液中大量存在，经输血、注射、手术及牙科操作等使污染的血液进入人体，即使极微量也可能导致感染。性行为引起黏膜微小损伤，通过精液、阴道分泌物等也可传播。唾液中曾被检出过 HBV-DNA，据认为是来自于血液、唾液中 HBV 的含量仅为血清的百分之一到万分之一。医院内污染的器械也可导致医院内传播。

2. 母婴传播：主要指围生期感染。围生期传播是指分娩前后半个月或者分娩过程中所发生的，由母体的 HBV 直接感染胎儿或者新生儿。在高流行区人群中约 40%的携带者来源于母婴子宫内传播。HBsAg 携带者母亲发生垂直传播的几率约为 5%。病毒进入胎儿体内产生病毒血症，肝细胞内有病毒增殖，但不产生抗体。围生期感染的新生儿，85%～90%可以成为无症状的 HBsAg 携带者，大多数没有任何临床症状或肝功能的改变。有些婴儿已在母体被感染，表现为出生时呈 HBsAg 阳性。

HBV 感染潜伏期较长，大多数为 6～16 周。80%～90%的人感染 HBV 后并不出现临床症状。少数感染者首先出现 HBsAg 阳性，然后出现急性肝炎的临床症状。大部分感染者在 6 个月内清除病毒，但仍有 5%～10%的感染者成为持续感染或者慢性肝炎。有部分的 HBV 持续感染者可发生原发性肝癌。

（二）乙型肝炎病毒标志物的检测和临床意义

乙型肝炎病毒标志物的 ELISA 检测方法和原理如表 5－2：

表 5－2 不同乙型肝炎病毒血清标志物检测方法

血清标志物	检测方法	包被物	标记物
HBsAg	夹心法	抗- HBs	抗- HBs
抗- HBs	夹心法	HBsAg	HBsAg
HBeAg	夹心法	抗- HBe	抗- HBe
抗- HBe	竞争法	HBeAg	抗- HBe
抗- HBc	竞争法	HBcAg	抗- HBc

1. HBsAg（乙肝表面抗原）：HBsAg 是检测 HBV 感染的主要标志。在血清中出现最早，约在感染后 1～2 个月，血清 ALT 上升前数周，HBsAg 就开始出现在血清中。在临床症状出现前 1～2 周即可检出。可维持数周、数月或数年，也可能长期存在。如果 HBsAg 持续存在 6 个月以上，一般认为处于携带状态。血清 HBsAg 阳性提示 HBV 感染，常见于

无症状的表面抗原携带者、急性乙肝潜伏期、急性期、慢性期和肝硬化。

表 5-3　乙肝两对半检测的常见模式及临床意义

模式	HBsAg	抗-HBs	HBeAg	抗-HBe	抗-HBc	临床意义
1	+	−	+	−	+	急性、慢性乙肝，强传染性
2	+	−	−	+	+	恢复期或慢性期，有传染性
3	+	−	−	−	+	急性、慢性期和携带者
4	−	−	−	+	+	乙肝恢复期，有弱传染性
5	−	−	−	−	+	急性窗口期或既往感染过
6	−	+	−	−	−	疫苗接种后或感染后康复，有免疫力
7	−	+	−	−	+	康复期
8	−	+	−	+	+	康复期
9	−	−	−	−	−	未感染乙肝，亦无抵抗力
10	+	−	−	−	−	潜伏期，无症状携带者
11	+	−	+	−	−	感染早期
12	+	+	−	−	−	不同亚型感染

2. 抗-HBs（乙肝表面抗体）：抗-HBs 是机体针对 HBsAg 产生的中和抗体，它是一种保护性抗体，能清除病毒，防止 HBV 感染，在急性乙肝中最晚出现（发病后 3 个月），表示疾病恢复开始。抗-HBs 阳性提示既往有过 HBV 感染，已产生保护性抗体，接种乙肝疫苗后，抗-HBs 阳性，表示机体具有了免疫力。

3. HBeAg（乙肝 e 抗原）：HBeAg 较 HBsAg 稍后出现，它的出现往往是乙肝早期或活动期，提示病毒在复制，有较强的传染性；HBeAg 持续阳性，则可发展为慢性；孕妇如果 HBeAg 阳性，造成母婴垂直传播率可达 90%。

4. 抗-HBe（乙肝 e 抗体）：抗-HBe 是 HBeAg 的对应抗体，不是中和抗体，无保护作用；急性乙肝患者抗-HBe 出现表示病情恢复，病毒复制减少；慢性乙肝患者抗-HBe 阳性，表示病毒复制减少，传染性低。

5. 抗-HBc（乙肝核心抗体）：IgG 型抗体阳性表示既往感染过乙肝病毒，阳性可持续十年之久，可用于流行病学调查。IgM 型抗体出现于疾病早期和急性期，可持续 3～6 个月，是乙肝近期感染和病毒复制的指标。

对乙肝五项（即二对半）检查结果的综合临床分析见表 5-3。

第五节　艾滋病的实验室检验

人类免疫缺陷病毒（HIV）是艾滋病的病原体。血清中检验 HIV 的抗体是目前诊断艾滋病的主要手段之一。HIV 抗体检测的方法和程序分为初筛和确认两个步骤。各级医疗机构只具有初筛的功能，而确认试验由国家卫生行政部门认可的艾滋病确诊实验室完成。

一、HIV 抗体检测初筛试验

1. 主要有以下几种

(1) 常用的筛查方法是酶联免疫吸附试验(ELISA),目前国内外主要使用第三代(双抗原夹心法)试剂,少数使用第二代试剂。血源筛查仍以第三代 ELISA 为主。第四代 ELISA 试剂是最近发展起来的 HIV 抗原抗体联合检测试剂,可同时检测 P24 抗原和抗 HIV1/2 抗体。与第二代试剂相比,检出时间提前了 4～9 天。其优点在于能同时检测抗原抗体,降低血源筛查的危险度。

(2) 明胶颗粒凝集试验:是 HIV 血清抗体检测的一种简便方法,是将 HIV 抗原致敏明胶颗粒作为载体,与待测样品作用,混匀后保温(一般为室温)。当待检样品含有 HIV 抗体时,经抗原致敏明胶颗粒与 HIV 抗体发生抗原抗体反应,根据明胶在孔中的凝集情况判读结果。

(3) 斑点免疫胶体金(或胶体硒)快速试验:以醋酸纤维膜为载体,以胶体金标记抗体,与蛋白层析技术相结合的快速固相膜免疫分析技术。该方法试剂稳定,可室温长期保存。试验时不需任何设备,迅速、简便、特异性较好,敏感性相当于中度敏感,适用于应急检测、门诊急诊个体检测。目前已有在国内被 SFDA 批准注册的国外进口试剂盒国产试剂。一般可在 10～30 min 内判读结果。

2. 初筛结果的报告

对呈阴性反应的样本,可由实施检测的初筛试验室出具 HIV 抗体阴性报告;对呈阳性反应的样本,需进行复检,不能出阳性报告。

3. 复检试验

对初筛呈阳性反应的样本用原有试剂和另外一种不同原理或不同厂家的筛查试剂重复检测。如两种试剂复测均呈阴性反应,则报告 HIV 抗体阴性;如均呈阳性反应,或一阴一阳,需送艾滋病确认实验室进行确认,见图 5-1。

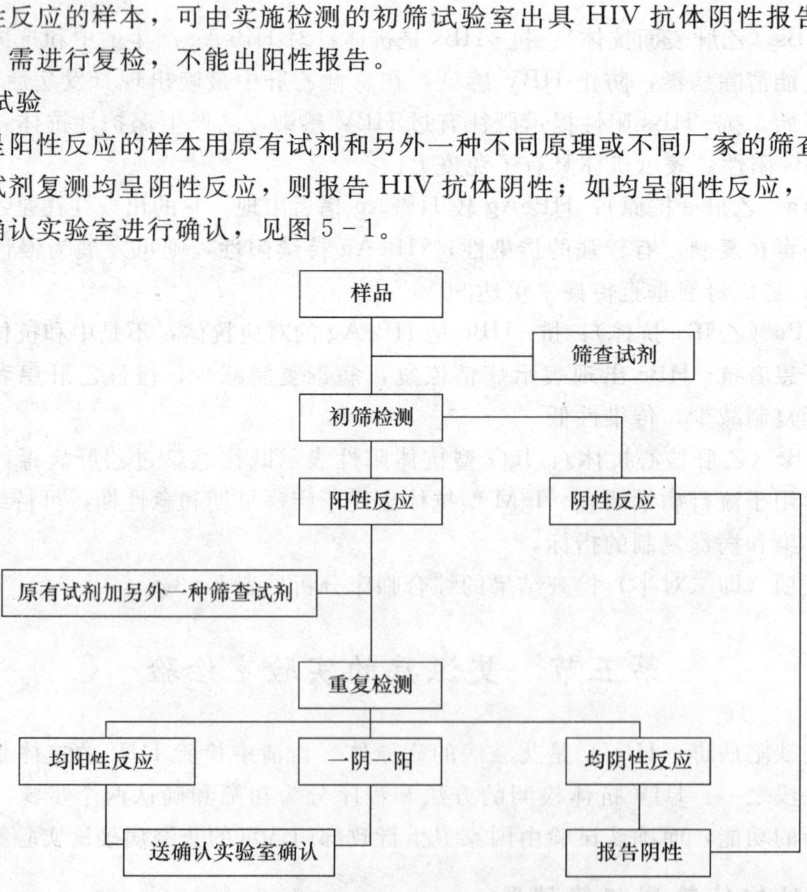

图 5-1　HIV 抗体筛查检测流程

4. 初筛试验呈阳性反应样本的转送

如需送上级试验室进行复测和确认，需要填写“HIV 抗体复测送检单”，经 1 名检验人员和 1 名具有中级以上技术职称的人员审核签字。送当地艾滋病筛查中心实验室，再转送艾滋病确认实验室。

二、HIV 抗体检测确认试验

1. 确认试验方法

包括免疫印迹试验（WB）、条带免疫试验、放射免疫沉淀试验（RIPA）及免疫荧光试验（IFA）。目前国内常用的确认试验方法是免疫印迹试验（WB）。

2. 检测结果的处理

如果发现了阳性结果，一方面应立即按国家传染病防治法定乙类传染病上报程序迅速上报，同时应严格按 HIV 感染者管理规定对感染者进行善后处理。对已成年患者应通知本人，并向其说明阳性检测结果的意义以及 HIV 感染与艾滋病之间的关系，同时还要忠告他（她）有义务不从事可将病毒传给他人的活动。另一方面，检测单位也有责任为患者保密，以使其能在原来的环境中生活下去，这不仅仅是出于对患者的人道，避免因无知而产生的歧视，同时也是有效控制艾滋病蔓延的重要保证。

第六节 肿瘤标志物检测的临床应用

恶性肿瘤是危害人类健康的主要疾病之一。2001 年统计，我国城市人口中恶性肿瘤死亡率为第一位，达到 135.6/10 万。我国以胃癌、肝癌、肺癌、食管癌发病率较高，这 4 种恶性肿瘤占全部恶性肿瘤死亡率的 74.3%。因此对恶性肿瘤的早期诊断一直是科学家和临床医生十分关注的问题。CT、核磁和超声检查技术的发展为肿瘤的早期诊断提供了重要的手段，但是直径小于 1 cm，大约相当于 10^9 的肿瘤细胞数量的肿瘤组织还难以通过影像学检查出。通过血液检查可实现肿瘤的早期诊断。因此，研究肿瘤标志物的检测有重要的意义。

（一）正确对待肿瘤标志物的临床意义

由于大多数的标志物不但存在于肿瘤组织中，而且也存在于正常组织。这种特异性的不足给肿瘤标志物的应用方面带来一定的判断困难。实验室的肿瘤标志物检测对于癌症的早期诊断、早期治疗有一定的临床应用价值。尤其是对肿瘤病人治疗后监测、早期预测、复发、转移等意义更大，因为早期肿瘤常是无症状的。但是这些肿瘤标志物主要是用于疾病的筛查，而不具有确切的诊断意义。一般来说筛查试验主要用于高危人群，比如，患肝细胞癌的高危人群是指有慢性病毒性肝炎，特别是乙肝和丙肝的患者；前列腺癌的高危人群主要是指 60 岁以上的老年男性；有肿瘤家族史的健康人也应属于高危人群。

（二）肿瘤标志物的定义

肿瘤标志物（tumor marker，TM）是指在肿瘤的发生和增殖过程中，由肿瘤细胞本身所产生的或者是由机体对肿瘤细胞反应而产生的，反映肿瘤存在和生长的一类物质，包括蛋白质、激素、酶（同工酶）、多胺及癌基因产物等。肿瘤抗原可以是肿瘤标志物，但肿瘤标志物不一定是肿瘤抗原。肿瘤患者血液或体液中肿瘤标志物的检测，对肿瘤的辅助诊断、鉴别诊断、疗效观察、病情监测以及预后的评价具有一定的价值。

（三）肿瘤标志物的分类

肿瘤标志物可存在于细胞表面、细胞质、细胞核和细胞外（血液、体液中）。肿瘤标志物的分类和命名尚未完全统一，体液中的肿瘤标志物一般分为：胚胎抗原类、糖链蛋白类、激素类、酶和同工酶类及癌基因产物等。

1. 胚胎抗原类　如 AFP、CEA 等。

2. 糖链抗原类　是用各种肿瘤细胞株制备单克隆抗体，来识别的肿瘤相关抗原，大多是糖蛋白或黏蛋白，如 CA125、CA15－3、CA19－9 等。

3. 激素类　正常情况下不产生激素的组织，在发生恶变时能产生和释放一些肽类激素（异位内分泌激素）并导致相应的综合征，如小细胞肺癌可分泌促肾上腺皮质激素（ACTH），患甲状腺髓样癌时降钙素升高，患绒毛膜上皮细胞癌时 hCG 明显升高。

4. 酶和同工酶类　当机体某个部位发生肿瘤时，肿瘤细胞代谢异常，使某些酶或同工酶合成增加。

5. 蛋白质类　β_2 微球蛋白、铁蛋白等在肿瘤发生时会升高。

（四）常见肿瘤标志物

1. 胚胎抗原类肿瘤标志物

1）甲胎蛋白测定

甲胎蛋白（AFP）是胎儿发育早期，由肝脏和卵黄囊合成的一种血清糖蛋白，分子量 70 kD。胎儿出生后不久即逐渐消失，通常成人体内 AFP 的含量极低，当肝细胞发生恶性变时，AFP 含量明显升高，是临床上诊断肝癌的重要指标。常用 RIA、ELISA 等方法进行测定。

【参考值】　ELISA：血清＜25 μg/L

【临床意义】

①原发性肝癌患者血清中 AFP 的含量明显升高，约 77.1％的患者 AFP＞300 μg/L，但也有部分患者 AFP 的水平不升高。

②病毒性肝炎与肝硬化患者血清中，AFP 可有不同程度的增高，但一般在 300 μg/L 以下，AFP 升高的原因是，由于再生的肝细胞具有产生 AFP 的能力。随着受损肝细胞的恢复，患者血清 AFP 的含量逐渐下降直至恢复正常。

③生殖系统肿瘤和胚胎性肿瘤患者血清中 AFP 的水平可见升高，如睾丸癌、畸胎瘤等。

④妇女妊娠 3 个月后，血清 AFP 含量开始升高，7～8 个月达到高峰，一般在 400 μg/L 以下，分娩后 3 周恢复正常。若孕妇血清中 AFP 异常升高，应考虑有胎儿神经管缺损畸形的可能性。

2）癌胚抗原测定

癌胚抗原（CEA）在 1965 年发现于成人结肠癌组织中，是一种结构复杂的可溶性糖蛋白，分子量约为 200 kD，主要存在于成人癌组织以及胎儿的胃肠管组织中，故名癌胚抗原。常用 RIA、ELISA 测定。

【参考值】ELISA：血清＜5 μg/L

【临床意义】CEA 是一种广谱肿瘤标志物，主要作为腺癌的筛查指标。虽然不能作为诊断某种恶性肿瘤的特异性指标，但在恶性肿瘤的鉴别诊断，病情监测，疗效评价等方面，仍有重要临床价值。

①血清 CEA 升高主要见于结肠癌、直肠癌、胰腺癌、肺癌、乳腺癌、胃癌、肝癌等，其他恶性肿瘤也有不同程度的阳性率。

②CEA 连续随访检测，可用于恶性肿瘤手术后的疗效观察及预后判断。也可用于对化疗病人的疗效观察。一般情况下，病情好转时血清 CEA 浓度下降，病情恶化时升高。

③肠道息肉、憩室炎、结肠炎、肝硬化、肝炎和肺部疾病也有不同程度的升高，但阳性的百分率较低。

④非吸烟健康人血清 CEA 一般<5.0 μg/L。吸烟者中约有 3.9%的人 CEA>5.0 μg/L。

2. 糖链抗原类肿瘤标志物

1）CA15－3 测定

糖链抗原 15－3（CA15－3）是一种乳腺癌相关抗原，属糖蛋白，分子量超过 400 kD，用一对单克隆抗体进行双抗体夹心法来识别，对乳腺癌的诊断和术后随访监察有一定的价值。但在乳腺癌的早期敏感性较低是其不足。测定方法有 RIA、ELISA 等。

【参考值】ELISA：血清<2.5 万 U/L

【临床意义】

①乳腺癌患者常有 CA15－3 升高，但在乳腺癌的初期阳性率较低，约为 30%，转移性乳腺癌阳性率可达 80%。在欧洲国家 CA15－3 测定作为原发性乳腺癌的辅助诊断指标，也是手术后随访、监测肿瘤复发和转移的指标。

②其他恶性肿瘤，如肺癌、结肠癌、胰腺癌、卵巢癌、子宫颈癌、原发性肝癌等，也有不同程度的阳性率。

③肝脏、胃肠道、肺、乳腺、卵巢等非恶性肿瘤性疾病，阳性率一般低于 10%。

2）CA125 测定

糖链抗原 125（CA125）是很重要的卵巢癌相关抗原，CA125 是一种大分子多聚糖蛋白，存在于上皮性卵巢癌组织和病人的血清中，主要用于辅助诊断恶性浆液性卵巢癌、上皮性卵巢癌，同时也是手术切除、化疗后疗效观察的指标，有较大的临床价值。测定方法有 RIA、ELISA 等。

【参考值】ELISA：血清<3.5 万 U/L

【临床意义】

①卵巢癌病人血清 CA125 水平升高，阳性率约为 61.4%。手术和化疗有效者 CA125 水平很快下降，若有复发，CA125 升高可先于临床症状出现之前。因此，CA125 是观察疗效，判断有无复发的良好指标。

②其他非卵巢恶性肿瘤也有一定的阳性率。如乳腺癌 40%、胰腺癌 50%、胃癌 47%、肺癌 41.4%、结肠直肠癌 34.2%、其他妇科肿瘤 43%。

③非恶性肿瘤，如子宫内膜异位症、盆腔炎、卵巢囊肿、胰腺炎、肝炎、肝硬化等疾病也有不同程度升高。

④在许多良性和恶性胸腹水中发现有 CA125 升高。羊水中也能检出较高浓度的 CA125。

⑤妊娠早期，CA125 也有升高。

3）糖链抗原 19－9

糖链抗原 19－9（CA19－9）是一种与胰腺癌、胆囊癌、结肠癌和胃癌相关的肿瘤标志物，又称胃肠癌相关抗原。胚胎期间胎儿的胰腺、胆囊、肝、肠等组织也存在这种抗原，但正常人体组织中含量很微。目前，认为检测血清CA19－9可作为胰腺癌、胆囊癌等恶性肿瘤的辅助诊断指标，对监测病情变化和复发有很大价值。

【参考值】 ELISA：血清＜3.7万U/L

【临床意义】

①胰腺癌、胆囊癌时，血清CA19－9水平明显升高，阳性率约为74.9%，尤其是胰腺癌晚期病人，血清CA19－9浓度可达40万kU/L，是重要的辅助诊断指标。

②胃癌阳性率约为50%、结肠癌阳性率约为60%、肝癌的阳性率约为64.6%。

③急性胰腺炎、胆囊炎、胆汁郁积性胆管炎、肝硬化、肝炎等疾病，CA19－9也有不同程度的升高。

3. 酶类肿瘤标志物

前列腺特异性抗原测定

前列腺特异性抗原（PSA）是一种由前列腺上皮细胞分泌的蛋白酶，分子量为34kD的单链糖蛋白。正常人血清内含量极微，在前列腺癌时，正常的腺管组织遭到破坏，可见血清中PSA含量升高。研究发现血清中的总PSA中有80%的PSA以各种结合形式存在称为复合PSA，20%的PSA以未结合的形式存在，称为游离PSA（f-PSA）。

【参考值】 ELISA：血清t-PSA＜4.0μg/L
f-PSA＜0.8μg/L
f-PSA/t-PSA＞0.2

【临床意义】

1）前列腺癌患者可见血清PSA升高，以血清PSA＞4.0μg / L判断为阳性，则其阳性率在50%～80%。PSA的血清浓度和阳性率随病程的进展而增高。前列腺癌手术后，PSA浓度可逐渐降至正常，若手术后PSA浓度不降或下降后再次升高，应考虑肿瘤转移或复发，因此PSA测定可作为监测前列腺癌病情变化和疗效的重要指标。

2）前列腺肥大、前列腺炎、肾脏和泌尿生殖系统的疾病，也可见血清PSA水平升高，故当PSA在4.0～10.0μg/L时，须结合其他检查来与前列腺癌进行鉴别。

4. 激素类肿瘤标志物

人绒毛膜促性腺激素

人绒毛膜促性腺激素（hCG）是胎盘滋养层细胞分泌的一种糖蛋白类激素，分子量约45kD，有α和β两个亚基，由于α亚基的组成和结构与其他糖蛋白激素如黄体生成素（LH），促卵泡生成素（FSH）有一定程度的交叉反应，而β亚基的抗原特性强，因此，大多数测定均检测β-hCG，正常妇女受孕后9～13天hCG即有明显升高，是监测早孕的重要指标。在异常情况下，恶性肿瘤也可产生hCG。

【参考值】 RIA：血清β-hCG参考值上限为5IU/L

【临床意义】

1）滋养层肿瘤和生殖细胞肿瘤如葡萄胎、绒毛膜上皮细胞癌、精原细胞睾丸癌等β-hCG明显升高；绒毛膜上皮细胞癌hCG100%异常升高，可达100万IU/L。胚胎性肿瘤除hCG升高外，AFP也呈阳性。

2）其他恶性肿瘤如乳腺癌、胃癌、结肠癌、肺癌、胰腺癌和肾癌等也可见升高，但百分率较低。

3）良性疾病如卵巢囊肿、子宫内膜异位症、肝硬化等 hCG 值也可增高。

5. 蛋白质类肿瘤标志物

1）β_2-微球蛋白

β_2-微球蛋白（β_2-MG）是一种分子量为 11800 的单链低分子量蛋白。在恶性肿瘤，骨髓瘤，淋巴瘤以及肾脏疾病时，血和尿中的 β_2-MG 常升高，可作为估价肾功能和肿瘤病情变化的监测指标。

【参考值】 RIA：血清 0.8～2.4 mg/L
尿 0.2 mg/L

【临床意义】

①恶性肿瘤　如肝癌、肺癌、胃癌、结肠直肠癌、多发性骨髓瘤、非霍奇金淋巴瘤、慢性淋巴细胞白血病等，都可有血清 β_2-MG 明显升高，尿中 β_2-MG 也可增高。可作为恶性肿瘤病情发展的监测指标。

②肾脏疾病　急慢性肾盂肾炎、肾小管炎症、先天性肾小管酸中毒、肾小管药物性损害（庆大霉素、卡那霉素、多粘菌素等）、肾小管重金属中毒性损害等，尿中 β_2-MG 升高。

③肾移植排斥反应时，尿中 β_2-MG 升高。

④免疫性疾病　系统性红斑性狼疮、干燥综合征、类风湿性关节炎、艾滋病等，血清 β_2-MG 升高。

2）铁蛋白

铁蛋白（ferritin，Fer）是体内含铁最丰富的蛋白，主要在肝脏合成，其量的多少是判断体内是否缺铁的敏感指标。血清铁蛋白升高还与肿瘤有关，癌细胞具有较强合成铁蛋白的能力，因此也是一种肿瘤标志物，可协助对肿瘤的诊断和估计预后。

【参考值】 RIA 和 ELISA 法：血清　男性 15～200 μg/L；女性　12～150 μg/L。

【临床意义】

①各种恶性肿瘤如白血病、淋巴瘤、胰腺、肺或肝脏的实体肿瘤及乳腺癌复发或转移时铁蛋白含量明显升高。

②各种炎症感染、急性心肌梗死、反复输血等情况，血液内铁蛋白增加。

③当铁蛋白＜12 μg/L 时即可诊断为缺铁。隐性缺铁时，一般生化指标往往正常，而铁蛋白已出现降低，因此铁蛋白也是诊断隐性缺铁性贫血的可靠指标。

④营养不良时铁蛋白减少，因此血清铁蛋白可作为儿童营养不良流行病学调查的指标。

（五）肿瘤标志物的联合应用

肿瘤标志物检测的目的是要达到肿瘤的早期诊断，早期治疗，因此，希望找到一种特异性强、敏感性高的肿瘤标志物。但是，直到目前为止比较公认的是 AFP 对筛查原发性肝癌，PSA 对筛查前列腺癌有较高的特异性，其他肿瘤标志物尚缺乏足够的特异性。另外，一种肿瘤可分泌多种肿瘤标志物，而不同的肿瘤或同种肿瘤的不同组织类型可有相同的肿瘤标志物，而且在不同的肿瘤患者体内，肿瘤标志物的质和量变化也较大。因此，单独检测一种肿瘤标志物，可能会因为测定方法的灵敏度不够而出现假阴性，联合检测多种肿瘤标志物有利于提高检出的阳性率。选择一些特异性较高，可以互补的肿瘤标志物联合测定，对提高肿瘤的检出率是有价值的，如胰腺癌的诊断可用 CA19－9、CA50 和 CEA 联合测定；生殖系统恶性肿瘤用 hCG 和 AFP 一起测定来提高检出的灵敏度。

第七节 金标记免疫分析技术

金标记免疫分析技术是一种以胶体金作为示踪物，用于抗原抗体反应的一种新型标记免疫测定技术，在 20 世纪 70 年代初期始创。由于胶体金能与多种生物大分子结合，已成为继荧光素、放射性核素和酶之后在免疫标记技术中常用的一种非放射性核素示踪物。由于它使用简便、快速，所以已广泛应用于临床检验工作中，特别是在床旁检验（POCT）中得到广泛应用。胶体金与免疫活性物质（抗原或抗体）的结合物，又称胶体金标记物。

一、胶体金的结构

胶体金是氯金酸在还原剂作用下，聚合成一定大小的金颗粒，并形成带负电荷的疏水溶液，由于静电作用而形成稳定的胶体状态，故称胶体金。

二、胶体金的性状

（一）胶体金的稳定性

胶体金颗粒大小多在 1～100 nm，微小金颗粒均匀地、稳定地、呈单一分散状态悬浮在液体中，成为胶体金溶液，因而具有胶体的多种特性，特别是对电解质的敏感性。

（二）胶体金呈色性

不同大小的胶体金显色有一定的差别。最小的胶体金（2～5 nm）是橙黄色的；中等大小的胶体金（10～20 nm）是酒红色的；较大颗粒的胶体金（30～80 nm）则是紫红色的。根据这一特点，用肉眼观察胶体金的颜色可粗略估计金颗粒的大小。

（三）光吸收性

胶体金在可见光范围内有一单一光吸收峰，这个吸收峰的波长（λmax）在 510～550 nm 范围内，随胶体金颗粒大小而变化。

三、胶体金免疫测定技术

（一）斑点金免疫渗滤试验

1. 原理

斑点金免疫渗滤试验（DIGFA）是以硝酸纤维素薄膜（NC 膜）为固相载体，将抗体（或抗原）点加固定在上面，当待测标本滴加在膜上时，标本中所含的抗原被膜上抗体捕获，其后加入胶体金标记的抗体，它与已结合在膜上的抗原发生反应，形成固相抗体-抗原-胶体金标记抗体复合物，因胶体金本身呈红色，阳性反应即在膜中央显示红色斑点。

2. 操作和反应步骤

（1）双抗体夹心法

1）将标记有抗体滤膜片的扁平塑料小盒打开，平放于实验台面上，在塑料小孔内滴加含待测抗原在标本 1～2 滴，待完全渗入盒内。

2）在小孔内滴加胶体金标记抗体试剂 1～2 滴，待完全渗入盒内。

3）在小孔内滴加洗涤液 2～3 滴，待完全渗入盒内。

4）在膜中央显示有清晰的淡红色或红色斑点者判为阳性反应，反之则为阴性反应。斑点呈色的深浅可提示阳性的程度。全部试验可于 5 min 内完成。

(2) 间接法

1) 用特异性抗原包被在微孔滤膜上，滴加待测抗体后，加 2～3 滴洗涤液洗涤。

2) 再滴加金标记抗体试剂 1～2 滴，待完全渗入盒内，加 2～3 滴洗涤液洗涤。

3) 阳性者即在膜中央呈红色斑点（胶体金聚集）。该法由于血清标本中非目的 IgG 的干扰，易导致假阳性结果。

(二) 斑点金免疫层析试验

1. 原理

斑点金免疫层析试验（dot immunogold chromatographic assay，DICA）是以硝酸纤维素薄膜为固相载体，由胶体金标记技术和蛋白质层析技术相结合的快速固相膜免疫分析技术。与斑点金免疫渗滤试验的滤过性不同，滴加在膜一端的待测标本受微孔滤膜的毛细管作用，向另一端慢慢移动，犹如层析一般，在移动过程中被分析物与固定于载体膜上某一区域的抗体（抗原）结合而被固相化，无关物则越过该区域而被分离，然后通过胶体金的呈色条带来判定试验结果。

2. 操作和反应步骤

1) 双抗体夹心法

以测定 hCG 为例，如图 5-2 所示，试条中 G 区为金标记的鼠抗人 hCG；T 区为包被的抗人 hCG；C 区为包被的羊抗小鼠 IgG 抗体。

①测试时在 A 区滴加尿液（或将 A 区浸入尿液中），通过层析作用，尿液向 B 区移动，流经 G 区时将金标记抗 hCG 复溶，若尿液中含 hCG，即形成金标记抗 hCG 和 hCG 复合物。

②尿液继续移行至 T 区时，hCG 复合物与抗 hCG 结合，形成金标记抗 hCG-hCG-抗 hCG 复合物，金标抗 hCG 在 T 区显示红色线条，为阳性反应。

③多余的金标记鼠抗人 hCG 抗体继续移行至 C 区时，被羊抗小鼠 IgG 抗体捕获，而显示出红色质控线条。如尿中不含 hCG，在 T 区不出现红色线条，仅在 C 区出现红色线条，表示试验结果为阴性，如 C 区无红色线条出现，表示试验失败，可能为试剂条失效，见图 5-4。

2) 竞争法

以测定小分子抗原为主。如图 5-3 所示，试条中 G 区金标抗体，T 区包被标准抗原，C 区包被抗金标抗体的抗体。

①测定时待测标本加于 A 区，若待测标本中含有抗原，流经 G 区时结合金标记抗体，形成待测抗原和金标记抗体复合物。

②当复合物移至 T 区时，因无足够的游离金标记抗体与膜上标准抗原结合，T 区无棕红色线条出现，结果为阳性。若标本中不含待测抗原，游离金标抗体则与 T 处膜上的标准抗原结合，在 T 处出现棕红色的条带，实验结果为阴性。

③游离金标抗体或金标抗体复合物流经 C 区时，与该区包被的抗体结合出现棕红色的质控带，若 C 区无红色条带出现则为试剂失效。

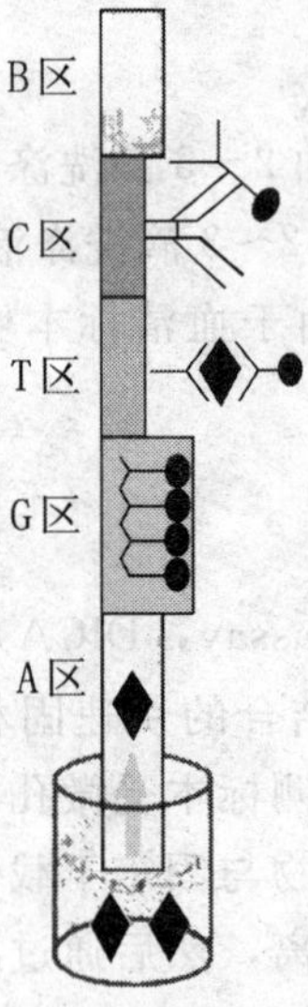

图 5-2 斑点金免疫层析试验双抗体夹心法原理示意图

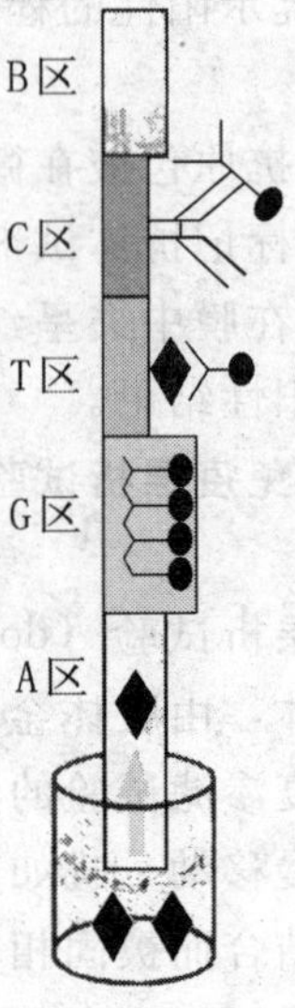

图 5-3 斑点金免疫层析试验竞争法原理示意图

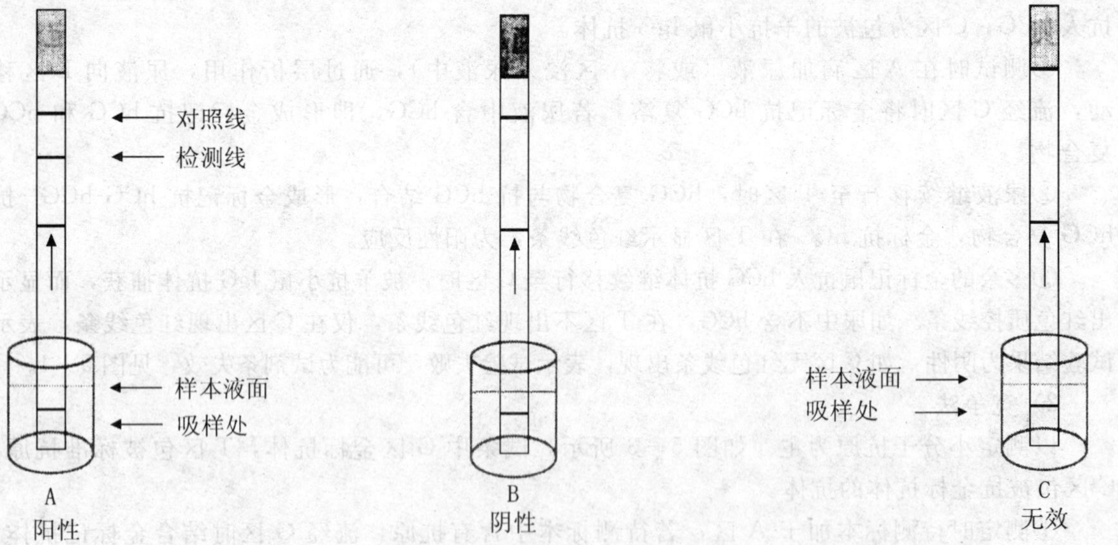

图 5-4 斑点金免疫层析试验（双抗体夹心法）结果判断示意图

四、临床应用及评价

1. 临床应用

1）感染性疾病抗原、抗体的检测　可检测的抗原有：HBsAg、HBeAg、大肠埃希杆菌抗原等。可检测的抗体有：抗-HBs、抗-HIV 抗体，抗结核杆菌抗体、抗幽门螺杆菌抗体等。

2）各种蛋白质的检测　如血清中的肌红蛋白、肌钙蛋白、甲胎蛋白、尿微量白蛋白、粪便血红蛋白等。

3）激素的检测　包括人绒毛膜促性腺激素（hCG）、促甲状腺激素（TSH）、促黄体生成激素（LH）。其中尿液 hCG 的检测应用最广，产品品种最多。

4）药物的检测　主要检测毒品类，如可卡因、吗啡等。

2. 方法特点和评价

1）本法具有操作简便、快捷，单份标本测定，立等可取，无需特殊仪器设备，试剂稳定、便于保存等特点，因此多用于急诊检验、床边检验（POCT）和家庭检验等。

2）本法灵敏度不及酶标法和发光免疫测定法，只能用于急诊快速检测，不能作为确诊的检查项目。在临床应用中应引起高度重视。

3）该技术目前尚不能准确定量，只能作为定性或半定量试验，主要应用于正常人体中不存在的物质，如传染病抗原或其相应的抗体以及毒品等；正常人体含量极低而在妊娠、疾病等特殊情况下异常升高的物质如 hCG、AFP 等的检测。

思考题

1. 免疫学检验的基本原理、特点是什么？
2. 免疫胶乳试验在 ASO、RF 检测上应用时的注意事项有哪些？
3. ELISA 技术基本原理是什么？有哪几种常用的方法？
4. 金标记快速法的原理和使用注意事项有哪些？
5. 如何指导病人分析和解释乙肝 5 项检验结果？
6. 艾滋病实验室诊断的程序和方法。
7. 如何指导病人正确认识和评价肿瘤标志物的检测？

（卢　新）

第六章　实验室全面质量管理和质量保证

实验室全面质量管理对保证临床检验结果的准确具有重要意义。随着临床检验技术的飞速发展，多种类型、多功能的自动化检验仪器被广泛采用，大大提高了工作效率和准确度。遵守国家的规章和制度，加强实验室全面管理、保证检验质量成为重要的不容忽视的方面。社区检验工作者应该掌握其基本要求和管理方法，以便保证工作质量，提高服务水平。

临床实验室必须贯彻执行卫生部颁布的《医疗机构临床实验室管理方法》。

第一节　实验室基本管理及相关规程和制度

实验室必须根据国家和有关部门的规定，建立一整套实验室管理文件。工作人员必须严格遵守这些规章制度，保证实验室工作安全、有效地进行。每个检验项目和仪器设备均有完整细致的操作规程，并有完整的记录。

一、检验人员管理

检验人员数量要满足科室的工作需要，应建立明确的岗位职责。加强继续教育，注重道德品质、医院规章制度等方面的教育。

二、设备与试剂管理

仪器设备、试剂及消耗品均由专门人员负责订购和管理，必须采用国家认可的、具有合格证书的设备和物品。根据自己医院和诊所的需要，选择合适的产品。建立完善的记录制度。按照产品说明书进行操作、储存和维护。不得使用过期的试剂和消耗品。

三、实验室管理、操作规程的建立

1. 确定实验室服务范围

根据医院具体情况，确定实验室服务范围，开展与之相适应的检验项目。对外送试验项目有正规的管理措施。

2. 管理与操作规程的建立

管理规程包括：行政管理制度、安全和健康制度、病人结果保密制度、人事报告制度、操作程序书写制度、考勤规定、消耗品申请制度、试验结果报告制度等。

操作规程即为每项试验或仪器的标准操作规程。

3. 安全措施的制定和管理

可以按照国家的有关规定制定出实验室安全规则，具体见本章第四节。

4. 质量保证措施

室内和室间质量控制的措施制定、执行与管理，详见本章第二节。

5. 有完整的检验报告管理制度，保证医学检验全程的质量控制。详见本章第三节。

第二节　实验室检验质量控制管理

实验室检验质量控制的核心是避免或减少实验误差。实验误差是指测定值与真实值之差，通常分为三类：系统误差、随机误差和过失误差。准确度就是测定值与真值的符合程度，真值是某物质客观存在的真实数据。我们的测定值与真值是存在差距的，准确度常用偏倚表示，严格地说是用不准确度表示。实验室质控需要对某一测定物（常用质控物）进行统计学处理。其中多次测定的测定值常用均数 $\bar{x}$ 表示。精密度是指在一定条件下进行多次测定时，所得测定结果之间的符合程度，常用标准差 s 和变异系数 CV 表示。它们的计算公式分别如下：

$$\bar{x}=\frac{\sum x}{n}$$

其中 $\bar{x}$ 为测定样本的均值；$\sum$ 表示测定结果的总和；x 为单个样本结果；n 表示样本数。

$$s=\sqrt{\frac{\sum(x-\bar{x})^2}{n-1}}$$

其中各符号所代表的含义与 $\bar{x}$ 计算公式相同。$n-1$ 为自由度。

s 计算也可使用下面的公式。

$$s=\sqrt{\frac{\sum x^2-\frac{(\sum x)^2}{n}}{n-1}}$$

其中 $\sum x^2$ 为各检测结果平方值之总和。

$(\sum x)^2$ 为各检测结果之和的平方。

$$CV=\frac{s}{\bar{x}}\times 100\%$$

准确度和精密度之间有一定的相关性但并不是统一的。但任何一个实验室不仅要准确度高，而且还要有一个良好的精密度。

一、质控物

1. 质控物的种类及特征

质控物即用于质量控制监测的物质。根据其物理性状有冻干、液体和冷冻等质控物；根据有无靶值分成定值和非定值类质控物；根据来源分为人、动物和人造等。实验室可根据自己的实际情况进行选择。

2. 质控物的正确使用与保存

应严格按照质控物说明书的要求进行操作和保存。冻干质控物的复溶要确保所用溶剂的质量且加样量要准确；加入溶剂后应轻轻摇匀，切忌剧烈振摇；不得使用超过保质期的质控物；质控物的测定要与标本在同样的条件下测定。

二、室内质量控制方法和应用

室内质量控制是各实验室为了监测和评价本实验室工作质量，决定检验报告能否发出所采取的一系列检查和控制手段，用以检测和控制本实验室常规工作的精密度、准确度，提高本室常规工作中批间和日间标本检测的一致性。日常工作中常用质控图方法进行分析。对无定值及参考范围的质控物需要自己进行测定以建立均值和上、下界限值。

（一）操作步骤

1. 室内质量控制工作的准备

建立健全规章制度：任何一项质量控制措施的实施都需要完善的质量管理手段和制度。因此每个实验室在开展室内控制之前都应该首先建立和健全管理制度。

2. 设定质控图的中心线（均值）和界限值

（1）最佳条件下的变异（OCV）

OCV 表示本室在当前条件下该项目检测所能达到的最好精密度水平，是本室工作水平的一个基础指标。它不仅在室内质量控制发生问题时有助于分析原因，而且可用于对不同方法及仪器等检测精密度的比较。在开展某项目的常规室内质量控制之前，或检测方法、试剂、仪器等发生重大改变时，均应进行 OCV 的测定。OCV 测定采用与常规工作相同的检测方法、试剂和仪器，但应保证测定是在本室所能达到的最理想、最稳定的情况下进行。比如所用仪器等应新近经过校正，试剂新鲜配制，由操作熟练、富有经验的人员进行。在测定全过程中应尽量控制温度、光照、反应时间等一切可能影响测定结果的因素。选择瓶间差小、稳定性良好的质控品，每天做 4～5 批测定，每批一瓶质控品，在 4、5 天内即可得到至少 20 份数据，分别计算其 $\bar{x}$、s、CV 值，此 CV 值即为 OCV。所测得的 OCV 综合表达了批间和日间精密度。

（2）常规条件下的变异（RCV）

RCV 表示本室在当前条件下常规工作中该项目检测的精密度水平。RCV 的测定方法与对应的 OCV 测定方法相似。不同点仅在于测定 RCV 时应使用与常规工作完全相同的条件，而不要有任何特殊对待。即应当把质控品完全当成病人标本，每天由该项目常规检测的操作者将它随病人标本同批检测，以便真实反映常规检测的精密度。RCV 不仅可以用于比较不同方法、仪器、操作者等在常规工作中的精密度，而且是室内质量控制中靶值和允许误差范围确定的依据。所以，除每次测定 OCV 后应对同批号质控品进行 RCV 测定外，在常规室内质量控制工作中，每更换一次质控品的批号，均应对新批号的质控品进行 RCV 测定。

RCV 是常规条件下的变异，是日间精密度的表达指标。因此，测定时质控品必须保证使用和标本相同的处理条件，而且每天要重新启用一瓶，并只测一次。20 个数据要来自 20 天测定。一天内测多个数据，甚至一批内测多个数据，或每天将一瓶质控品分成若干份，测定后求均值作为当天的数据等做法均是错误的。这样得出的 RCV 往往比真实情况要小一些。RCV 的计算方法与 OCV 完全相同。

（3）OCV 和 RCV 分析方法

在测定过程中，如有特殊情况发生，应做详细记录，并将该记录删除，再补做一个数据。求出 $\bar{x}$、s 和 CV 后，应观察有无超出 $\bar{x}\pm3s$ 范围的数据，在 OCV 测定中，如有某个数据超出 $\bar{x}\pm3s$ 范围，则应废除全部数据，重新测定 OCV。在 RCV 测定中，如有某个数据超

出 $\bar{x} \pm 3s$ 范围，则删除此数据，用剩余的 19 个数据计算 RCV；如还有一个以上数据超出 $\bar{x} \pm 3s$ 范围，则应废除该批数据，重新测定 RCV。

每当一个批号质控品将近用完时，应提前开始下一批号质控品的 RCV 测定，以便保证常规室内质控工作不间断。RCV 比 OCV 大，但一般不超过一倍。且对同一批号质控品的 OCV 和 RCV 测定所得 $\bar{x}$ 应十分相近，否则应查找原因。OCV 过大，往往提示检测方法本身有问题，或测定时未处于最佳条件。RCV 过大，则说明常规工作中控制过松，没有达到应有的精密度水平，或由于检测方法不够稳定。

3. 室内质量控制工作的进行

完成了 OCV 和 RCV 的测定和计算后，根据计算出的靶值和允许误差范围等数据绘制质控图，然后正式开始常规工作中的室内质量控制，每天随常规标本对该批质控品进行测定，并将结果画在基于 RCV 测定得到的质控图上。特别要注意的是，根据 RCV 绘制的质控图对于同一批号质控品是不变的，它与每个月常规室内质量控制工作中所得到的数值无关。

（二）质控图的绘制和分析

$\bar{x}$ 图法是很多室内质量控制方法之一。由于它只需要单一浓度的未定值质控品，绘图方法简单易懂，是最早用于临床实验室常规质量控制的方法，有较为成熟的理论和实践经验。目前 Levey-Jennings 质控图成为国内外采用最广泛的一种常规室内质量控制方法，基本步骤如下：

首先参照 RCV 方法以 20 份质控物的结果，计算出平均数 $\bar{x}$ 和标准差 s，定出界限值（一般为 $\bar{x} \pm 2s$ 为警告限，$\bar{x} \pm 3s$ 为失控限）。详见第七章技能培训中室内质控模拟操作中图 7－21，该批号质控物随病人标本每天、每批或每班次（白班和夜班）测定一次，将所得到的质控结果表示在质控图上。

质控图的横坐标为日期或批次等。在纵坐标上标出 $\bar{x}$、$\bar{x} \pm 2s$、$\bar{x} \pm 3s$ 的标志，并引出相应五条横线，将其具体数字标在左侧标尺上。填齐图纸上方的各项，如：试验项目、测定单位、质控品来源及批号、起止日期、仪器及方法等。并填上 RCV 测定中所得 $\bar{x}$、s 和 CV。测定过程中的特殊情况，应在备注栏内记录。在图纸下方“日期”、“测定值”和“操作者”栏内按原始记录填入相应内容。注意数据顺序应严格按实际操作情况，不得颠倒。未做测定的节假日、星期天在图上留出空格似更为合理，因为这样可以真实反映客观情况，便于分析误差原因。画出每个室内质控物检测值所对应的图点。各点画在图上后，用直线将各点顺序连接，以便于观察。详见第七章技能培训中室内质控模拟操作中图 7－22。

质控物检测结束后，操作者必须把当天的测定结果画在质控图上，确认合格后，再发出病人报告。为了通过对质控图的分析寻找误差规律或失控时查找原因，要对所有有关情况详细记录。如试剂的配置和标定，试剂的厂家、批号和规格，仪器的校正及故障，人员的更换，测定中的异常现象等。

（三）质控结果分析

在检验工作中的误差有随机误差、系统误差和过失误差三种类型，它们具备不同的特点、出现规律和来源。在质量控制工作中，对它们的态度和处理方法也不同。因此，在质量控制工作中，应注重发现、分清误差类型。但在实际工作中，各种类型的误差决不是以单一的、典型的形式存在的。因此，质控图分析的主要任务和基本思想就在于分析随机误差大小及其变化的同时，设法减少随机误差的屏蔽作用，及时发现非随机误差，并逐步分析其发生规律及其原因，及时采取有效措施，减少非随机误差，从而保证实验室获得准确可靠的结果。目前，质控图的分析通常是利用质控规则进行的。

常用质控规则有：

1_{2s}：一个质控结果超过 $\bar{x}\pm 2s$，为违背此规则，提示警告。

$1_{2.5s}$：一个质控结果超过 $\bar{x}\pm 2.5s$，为违背此规则，提示存在随机误差。

1_{3s}：一个质控结果超过 $\bar{x}\pm 3s$，为违背此规则，提示存在随机误差。

R_{4s}：连续两个质控结果之差超过 $4s$，即一个质控结果超过 $\bar{x}+2s$，另一个质控结果超过 $\bar{x}-2s$，表示存在随机误差。

2_{2s}：两个连续质控结果同时超过 $\bar{x}+2s$ 或 $\bar{x}-2s$，为违背此规则，提示存在系统误差。

$(2\ \text{of}\ 3)_{2s}$：三个连续质控结果中有两个结果同时超过 $\bar{x}+2s$ 或 $\bar{x}-2s$，为违背此规则，提示存在系统误差。

4_{1s}：一个质控品连续的 4 次测定结果都超过 $\bar{x}+1s$ 或 $\bar{x}-1s$ 或两个质控结果连续两次都超过 $\bar{x}+1s$ 或 $\bar{x}-1s$，为违背此规则，提示存在系统误差。

$10\bar{x}$：10 个连续的质控结果在平均数一侧，为违背此规则，提示存在系统误差。

除此常用质控规则外，还有其他一些常用的质控规则，如“Westgard”多规则质量控制方法等。可根据自己实验室的要求选用合适的质控规则进行分析。

（四）失控处理

当质控品检测值判为失控后，应立即启动失控纠正措施，并做详细记录，当天的该项目检验报告不可填发；应尽快查清原因、纠正失控情况，必要时复测部分甚至全部检验标本，合格后方可签发报告。失控原因分析及解决方法如下：

1. 分析原始数据及初步估计失控原因　这里“原始数据”是指未经过计算或换算的检测数据。这些数据是最直接、最真实地反映检测情况的第一手资料。当发生失控时，对该项目同批测定的全部原始数据结合近期室内质控图和平时的经验进行分析，往往有助于估计失控原因的大体方向，提示误差类型和失控原因。

2. 对具体检测过程进行回顾分析　失控后，应对该批检测的全过程进行仔细回顾分析。分析有无特殊情况，如电压波动、仪器不稳、试剂瓶标签脱落、试剂放置位置不符合要求、质控品瓶盖松动、复溶过程异常等。并应检查使用的容器、量器是否正确、仪器有无变动（如波长旋钮移动了位置）、标准品或试剂有无变更或接近失效期等，同时复查计算结果。

3. 通过选择性复查进一步分析判断失控原因和决定处理办法　为了验证上述的分析，并进一步查清失控原因，对标本做出妥善处理，一般还应进行选择性复查。复查时，应包括下述样品：失控时使用的质控品；未打开过的相同批号的质控品；重测少数几个病人标本，最好包括已知病情、近期曾做过该项目检测的病人标本；如有条件，加测一瓶定值质控品。必要时请专家帮助分析解决。

4. 对仪器进行维护，再重新测定失控项目；重新校准，重新测定失控项目。

多数情况下，通过上面各分析和复查可以查出原因，并能对病人标本提出较妥善的处理措施。对判断为真失控的情况，应该在重新检测质控物结果在质控限制值范围内以后，对相应的所有失控患者标本进行重新测定。如果失控信号被判断为假失控时，常规报告可以按照原先测定的结果发出，不必重新测定。如果通过上述步骤仍查不出原因时，可能是仪器或试剂的原因，需联系相应的厂家技术人员。

每月月末都要对当月室内质控数据的平均数、标准差和变异系数及累积平均数、标准差和变异系数进行周期性评价，查看与以往各月的平均数之间、标准差之间、变异系数之间是否有明显不同。如果发现有显著性的变异，就要查找原因，需要时还要参照依据适时对质控图的均值、标准差加以修改，并对质控方法重新进行设计。

三、室间质量评价

室间质量评价（简称 EQA）是由外部独立机构组织多家实验室分析同一标本（质控物）并收集和反馈实验室上报的质控物检测结果以评价实验室操作水平的过程。EQA 也被称为能力验证（PT）。它为实验室提供了评估和证明其实验数据具有可靠性的客观依据。它是评估和检测实验室检测能力的外部措施，是对实验室室内质控程序的补充。

室间质量评价应在室内质量控制的基础上进行，目的在于调查各实验室的工作质量，观察试验的准确性；还可以比较各实验室间的数值，以便采取相应的措施，使各实验室结果渐趋一致。

（一）参加室间质量评价活动的必备条件和注意事项

1. 室间质评（EQA）样本检测必须由进行常规工作的操作者使用实验室的常规方法随病人标本一起测定，不搞特殊化。实验室主任和样本检测人员必须在由室间质评组织者提供的质评表上签字，表明室间质评的标本是按常规标本处理的。

2. 实验室在检测 EQA 样本的次数上必须与常规检测病人样本的次数一样。

3. 在规定回报 EQA 结果给 EQA 组织者截止日期之前，实验室之间不能进行关于 EQA 样本结果的交流。

4. 实验室不应将 EQA 标本送到另一实验室进行分析。

5. 实验室进行 EQA 样品检测时，必须将处理、准备、方法、检验、结果审核的每一步骤形成书面报告。实验室必须保留所有记录的复印件及 EQA 结果的记录表格，保存期至少两年。

（二）参加室间质量评价活动的工作程序

递交申请报告，选择参加评价的项目；从室间质量评价组织者得到质控品；检查包装完整性，按照规定方法保存；按照规定日期进行检测；回报检测结果；得到评价报告；分析评价报告；决定是否采取纠正措施；评估采取措施的效果；结束本次评价。

（三）室间质评的成绩评定

1. 每次活动任一分析项目低于 80%可接受成绩（PT 评价，或 EQA 成绩）则称为本次活动该分析项目不满意（细菌学专业除外）。

2. 每次室间质评所有评价项目（总成绩）未达到 80%得分称为不满意的 EQA 总成绩。

3. 未参加室间质评活动定为不满意的 EQA 成绩，该次得分为 0。

4. 在规定的回报时间内实验室未能将室间质评的结果回报给室间质评组织者，将定为不满意的 EQA 成绩，该次得分为 0。

5. 对于不满意的 EQA 成绩，实验室必须进行适当的培训并采取纠正措施。对一切处理过程要有记录，保存两年。

6. 对同一分析项目，若连续两次活动或连续三次中的两次未能达到满意的成绩则称为不成功的单项 EQA 成绩（细菌学除外）。

7. 所有评价的项目（总成绩）连续两次活动或连续三次中的两次活动未能达到满意的成绩则称为不成功的 EQA 总成绩。

（四）室间质量评价未通过原因分析

实验室应系统地评价检测过程的每一方面，应有识别、理解和纠正问题和处理步骤的书面程序。

未通过结果可由以下原因造成：1）校准和系统维护计划失败；2）室内质量控制失控；3）实验人员的能力欠缺；4）结果的评价、计算和抄写错误；5）室间质评样本处理不当；6）室间质评样本本身存在质量问题；7）室间质评组织者公议值或靶值定值不准。

实验室应根据质评努力寻找出现不满意结果的原因并予以纠正，从而使今后出现不满意结果的危险性降到最低，保证病人检查结果的质量。

四、实验室间结果比对

采用同一标本，与其他实验室测定结果或同一实验室不同检测方法测定结果进行比对。比对标本的数量至少是 3 个，并且选择不同浓度。实验室间结果比对用于尚未开展室间质评的检验项目或要对本实验室结果进行评估，但又无法得到室间质评质控品时。注意应选择分析数据准确稳定的检验方法作为比对对象。

以上各种质量控制措施必须按照与病人标本检测方法完全相同的方式测定，确保结果真实性。

五、临床检验方法学评价简介

临床检验方法的选择、建立和评价，是临床检验质量控制的重要基础工作。

（一）方法选择

常规方法应具有实用性和可靠性两个方面的性能指标。实用性一般是指：标本需要量少，检测时间短，适合成套项目分析；所需成本低，包括劳动力与试剂、设备及一般维护管理费用等；方法简便、易学；应用安全可靠。可靠性是指具有较高的精密度和准确度，以及较大的检测能力。一般要求变异系数（CV%）小于 5%；准确度要求偏倚系数（CB）小于 5%；特异性好，只对待测物反应，不与其他类似的化合物反应。

（二）方法学评价

方法学评价的基本内容是通过实验途径，测定并评价方法的精密度和准确度。在实验中测定的是不精密度和不准确度，强调的都是误差，所以，评价实验的过程就是对实验误差的测定。

1. 重复性实验　目的在于考察候选方法的随机误差，是通过对同一材料分成数份实验样品，进行多次分析测定进行的。

批内重复性实验：用同一份标本在相当短的时间内，按照规定的操作方法，在较稳定的条件下，做多次（一般为 20 次）重复性测定。计算其 x、s 与 CV。

日内重复性实验：在一天内对一个或数个标本做数批重复测定，其他条件和批内相同，但因在一天内重复测定几批，所受影响因素要比批内多，所得 CV 值可能比批内大一些。

日间重复性实验：将同一标本每天一次随机插入常规标本中测定，连续 20 个工作日，这样得到的 CV 值比上述批内与日内大，能反映实际工作的情况。

2. 回收实验　是指候选方法正确地测定加入常规分析样品中的纯分析物的能力。目的是测定比例系统误差，以衡量候选分析方法的准确度。

方法：将被分析的纯品标准溶液加入病人样品中，成为分析样品，原病人样品加入相同量的无分析物的溶液做基础样品，然后用实验方法分析，并分别计算加入浓度、回收浓度（分析样品测得浓度－基础样品测得浓度）以及回收率（%）（回收浓度/加入浓度×100%）。

3. 干扰实验　目的也是来衡量候选方法的准确度的，在加入一定浓度的干扰物的条件下，形成恒定系统误差。干扰物浓度不同，误差大小也不同。

实验方法基本与回收实验一样。但是加入的是疑有干扰或非特异反应的物质而不是标准液。加入值的计算同回收实验。分析样品与基础样品两值之差为干扰值。

加入可疑干扰物质的浓度须达到有价值的范围，在确定有影响后测定在何浓度时，产生的误差在临床上无意义，即确定使分析结果影响临床应用价值的最低可疑物浓度值。

主要根据候选方法的反应原理，提示出可能的干扰物。一般应考虑的是胆红素、溶血、脂血、防腐剂、抗凝剂等。但干扰实验有一定的局限性，因为人们只能实验某些因素的影响，还有许多药物和食物成分未经实验，亦不能认为无关。

4. 方法比较实验　一般用于检测候选方法的系统分析误差。如果对适当的数据进行分析，也可提供系统误差的性质究竟是属于恒定误差还是比例误差。

比较实验方法是对一组病人的标本用候选方法和对比方法同时进行分析测定，最后观察两组之间的差异。这是考验候选方法是否可被采用的重要措施。

方法比较实验所得的结果是配对资料，可进行配对资料的统计处理，包括配对 t 检验、相关和回归分析等。通常都选相关回归分析方法，因为此法可以计算出所研究浓度范围内任一浓度的系统误差。相关系数 r 代表两种方法的相关性是否密切。

（三）临床检验方法学性能判断

候选方法可否接受，最后根据评价实验中的误差结果进行归纳，做出判断。一般对医学决定水平上的分析误差，采用统计学方法制订出一套判断标准。首先定“允许误差的 95% 限度”，然后计算各项误差并与其比较，任何一项指标大于可允许误差都不能被接受。

如果候选方法被判断为可以接受，接着就要进行评价后实验，最后进入方法应用阶段。评价实验完成以后，应该写出书面报告，报告中除了叙述操作方法，还应着重写出所选方法的各项性能指标，要特别重视实验数据的科学整理与客观陈述。值得注意的是，候选方法被评价为合格后，应用中不一定产生高质量的结果，必须建立健全的质控系统，以便随时发现此方法在实施过程中出现的问题，进行进一步研究使其日趋完善。

第三节　分析前和分析后质量保证

近年来，检验医学发展迅速，检测技术不断提高，项目不断增加，这不仅要求检验人员要不断学习、掌握新知识，同时临床医生和护士也应该了解检验技术的新发展，需要医护人员的合作的正确配合，才能使得检验新技术、新方法、新项目在应用过程中得到充分有效的利用，提高诊断和治疗的准确性和有效性。检验报告不仅是医生进行诊断治疗的重要依据，同时还是记录医疗过程和效果的重要资料。因此，准确、恰当、合理地应用检验报告非常重要，应重视检验项目的管理和利用，提高临床检验的全程质量控制，更好地为患者服务。

一、分析前的质量管理

（一）注重和临床医生联系和交流

通常临床医生根据病人主诉、查体、发病时间来选择检查项目。近年来，循证医学成为热门话题，如何快速、准确、高效率地做出诊断是讨论的重点。目前检验项目的不断增加，不仅给临床医生提供了更多的检查手段，同时也增加了选择的困难。实验室应采用各种方法向临床科室介绍新项目的特点、临床意义以及与已有项目的区别，帮助医生更好、更快地掌握新知识。

（二）标本的采集

该步骤涉及人员范围较广，较少受重视，是分析前误差的重要因素。应着重对以下两个方面进行宣传和教育：采集标本前注意事项和采集方法的教育。

许多检查项目对标本的采集有严格要求，如血糖、血脂、肌酐清除率的测定等，采集标本前对病人的饮食要有所限制。应该让医护人员了解这些特殊要求，向病人仔细交代注意事项，以保证检查结果的准确性。根据试验项目应选择正确的标本采集物品（普通、无菌等）和不同种类的试管。掌握真空采血的正确方法和顺序，先采集血培养瓶、然后血清管、再抗凝管。耐心向病人宣传尿液、粪便、痰标本的正确采集方法，以提高阳性率。医护人员应掌握各种培养及细胞学检查标本的采集方法和采集顺序，以得到正确的结果。

（三）标本的传送

许多检测项目对标本离体后的保存有特殊要求，如温度、湿度、光照、时间等。负责标本采集和运送的人员应该掌握相关知识，在运送工具的选择、标本保存的环境和温度等方面严格遵照有关规定。采集标本后应尽快传送，确保在规定的时间内送达检测实验室。需要指出的是，要注意标本的隔离封装，特别是对怀疑有高生物危险性的标本应严密包装，防止传染他人。

1．标本的确认及检验申请单审核

检验部门收到标本后应立即检查核对标本和检验申请单。对不合格的标本（如试管选择错误、溶血、血少、血凝等）应退回并说明原因，所处理的过程应有所记录。检验申请单上应包含的主要内容有：患者姓名、性别、出生日期（年龄）、病历号、科室（病床号）、医生签字、标本采集时间和采集人等。建议病人的个人信息采用出生日期替代年龄，因为随着医院信息管理系统和实验室信息管理系统的普遍应用，病人数据可以长久保存，所提供的病人个人信息必须准确。

为便于检验人员对结果进行分析，检验单上应填写临床诊断，诊断不明者可注明重要阳性体征。每个标本容器上除粘贴有与申请单相符的特异识别号码外，还应注明患者姓名、病历号、标本采集时间，以便核对。

2．标本的处理储存

采用血清或血浆检测时，对采集的血液标本应在规定时间内进行离心处理。如果标本不能当天测定，应按试验要求将其置于合适温度和环境下保存。进行细菌培养的标本必须尽早接种。

二、实验室内分析质量控制

随着科学技术的发展，绝大多数试验依靠仪器来完成，实验室技术人员要坚持进行仪器日常维护，确保检测仪器正常工作状态。所有检测应严格按照有关规程进行操作，避免人为误差。所有检测项目都要有室内质控记录。实验室应积极参加室间质量评价活动，保证试验结果的准确性。创立完整的工作记录表，记录每个仪器每天的工作状况及所有试剂情况，确保良好的质量。

三、重视分析后的管理

（一）检验报告的审核

有条件的实验室每份检验报告应由两位专业人员检查审核后才能发出，重要指标应有实验室主任或相应主管人员审核后方能发放。如发现可能干扰结果准确性的因素，如溶血、脂血、黄疸等，应在检验报告单上注明。审核的内容包括：

1. 检验报告的完整性

一份完整的检验报告应包含以下内容：医院名称，实验室名称，报告题目，患者姓名、出生日期（年龄）、性别、科室、病床号，申请医生姓名、标本种类、标本采集时间，实验室接收时间、报告时间，检测项目、检测结果（包括单位）、参考范围及异常提示。对有疑问的结果应进行复查并主动与申请医生联系，询问病情，必要时应重新采集标本测定。实验室应同临床医生一起确定重要指标（某些危及生命的重要项目，如白细胞、血红蛋白、血糖、钾、钠、钙、肌酐等）的危象界限值，达到危象值的结果实验室工作人员应立即通知主管医生，并记录报告时间、报告人和被通知人，以便核查。建立危象值时应考虑到病人群体（成人、儿童）和病人来源，如肿瘤接受放、化疗治疗的病人危象值可以较低。

2. 检验结果正确性

应根据病人情况全面分析检测结果，不能仅凭检验数据进行诊断。应鼓励临床医生随时同实验室联系，如果对检测结果有疑问，应及时告知实验室，以进行核对和复查。实验室提供的参考范围一般基于当地的正常成年人群，在分析检验结果时应注意病人个体差异的影响，如年龄、性别、种族等。例如前列腺特异抗原（PSA）的正常参考上限就受到了年龄的影响，参考上限随着年龄的增高而增加。另外应注意发生溶血、脂血、黄疸等情况的标本可以影响结果的准确性。

（二）结果的解释

随着医疗知识的普及和国民文化水平的普遍提高，就诊患者希望更多、更深入地了解自己的病情，他们经常要求医生对检验结果进行解释。有些病人还在就诊前通过查看医学书刊或上网了解自己的病况，带着问题来看医生。医务工作者应热情、耐心地接待每一位病人，正确、恰当地向患者介绍检验结果的临床意义，满足患者的“知情权”。患者正确地了解了检验结果后，也可以更好地理解治疗方案，积极配合医生的治疗。检验人员应向临床医生介绍检验结果的临床意义，特别要注意对新项目的宣传。当病人询问检验结果时检验人员应进行简单合适的解释。

根据临床检验项目的作用可以分为筛查性、确定性和辅助性试验。筛查性试验具有高敏感性，一般用于某些疾病的排除性诊断，但不易作为确诊的依据。确切的诊断必须依靠确定性试验并结合临床表现才能做出。其他辅助性试验可以用于疾病严重性以及疗效和预后的判断。因此，应准确、认真地向患者解释检验结果的含义，避免产生误解。

（三）实验数据管理

实验室应管理好实验数据，所有实验记录应保存一段时间。有条件的实验室化验申请单、原始打印单、室内质控和室间质量评价记录均应保存2年，仪器维修和状态记录保持到仪器使用终身。实验室信息系统的数据要拷贝至少3份并保存在不同地方，以防火灾等灾难性事件带来巨大损失。

（四）自我保护

医学工作者的自我保护可以分为卫生健康保护和职业保护。前者要求从业人员注意卫生安全保护，减少和避免受伤和感染机会。后者要求提高法律意识，严格按照操作规程进行工作。我国是一个法制社会，人民的法律意识不断提高，近年来多次发生病人或病人家属状告医院或医生的事件。医务工作者应时刻注意提高自己的业务水平。除此之外还应该掌握病人心理，提高与病人交流的水平，掌握谈话的技巧。医院及各科室应严格管理，制定出完善的规则和措施以及细致的检验操作规程，以保护自己的利益。

综上所述，要想得到一个有价值的检验指标，要经过分析前、分析中和分析后三个重要阶段，需依靠医生、护士、病人、检验人员的多方合作，严格遵守操作规程。医护人员与检验人员之间应不断进行交流和沟通，提高质量，更好地为病人服务。

第四节　实验室安全管理

实验室是各种病原标本、化学试剂和电器设备最为集中的地方。实验室的安全不仅影响工作人员健康，而且还影响病人及相关人群；实验室又是院内交叉感染和意外事故的高危区，因此，建立完善的实验室安全管理制度并对工作人员进行系统的安全培训是至关重要的。国家有关医院及实验室的安全准则有：《微生物和生物医学实验室生物安全通用准则》（卫通［2003］14号）、《医疗废物管理条例》（中华人民共和国国务院令 第380号）、《医疗废物分类目录》（国家环境保护总局 卫医发［2003］287号）、《医院消毒技术规范》（卫生部）、《消毒管理办法》（卫生部（87）卫防字第49号）、《医院感染管理规范》（卫生部）。

一、一般生物安全防护实验室的基本要求

根据中华人民共和国卫生行业标准《微生物和生物医学实验室生物安全通用准则》，基于所处理的微生物及其毒素的危害程度可将生物安全防护实验室分为四级，其中一级最低，四级最高。一级生物安全防护实验室适用于对健康成年人已知无致病作用的微生物，如用于教学的普通微生物实验室等。二级生物安全防护实验室适用于对人或环境具有中等潜在危害的微生物，如医院实验室。三级生物安全防护实验室适用于主要通过呼吸途径使人传染上严重的甚至是致死性疾病的致病微生物及其毒素，通常已有预防传染的疫苗。四级生物安全防护实验室适用于对人体具有高度的危险性，通过气溶胶途径传播或传播途径不明，目前尚无有效的疫苗或治疗方法的致病微生物及其毒素。

医院或门诊部社区实验室至少应达到一级生物安全防护实验室要求。如有条件，应达到二级生物安全防护实验室的要求。一、二级生物安全防护实验室的基本要求如下：

（一）一级生物安全防护实验室

1. 安全设备和个体防护

（1）一般无须使用生物安全柜等专用安全设备。

（2）工作人员在进行实验操作时应穿工作服，有外溅危险时应戴防护镜。

（3）工作人员手上有皮肤破损或皮疹时应戴手套。接触病人标本或其他传染性物质时要戴手套。

2. 实验室设计和建造的特殊要求

（1）实验室应设洗手池，宜设置在靠近出口处。

（2）实验室临近操作台的墙表面应易于清洁如贴瓷砖。

（3）地面应防滑、无缝隙，不得铺设地毯。

（4）实验台表面应不透水，耐腐蚀、耐热。

（5）实验室中的家具应牢固。为易于清洁，各种家具和设备之间应保持一定间隙。

（6）应有专门放置废弃物的容器。

（7）实验室如有可开启的窗户，应设置纱窗。

（二）二级生物安全防护实验室

1. 安全设备和个体防护

（1）工作人员进入实验室须穿防护服。离开实验室时，要脱下并留在实验室内。用过的工作服要统一消毒、洗涤。处理标本时要戴手套。不得戴着手套离开实验室。工作完全结束后方可除去手套。一次性手套不得清洗和再次使用。处理传染性强的标本需戴双层手套。

（2）处理可能产生致病微生物气溶胶如痰、咽拭子等呼吸道标本以及进行可能发生溅出的操作时要在生物安全柜（Ⅱ级生物安全柜为宜）或其他物理抑制设备中进行。如上述操作无法在生物安全柜内进行而必须采取外部操作时，为防止感染，必须使用面部保护装置（戴护目镜、面罩和口罩等。）处理重度呼吸道传染性疾病病人标本时要穿隔离衣、戴帽子、口罩、手套和护目镜。

（3）实验室内各设置按《医院消毒技术规范》和《消毒管理办法》进行定期消毒。所有废物按《医疗废物管理条例》进行处理。

（4）检验人员结束操作后应及时正确地洗手，用干净毛巾或纸巾擦干。

（5）保持室内清洁卫生。每天通风换气。在进行各种实验时，应避免污染；如发生喷溅，应立即用1000 mg/L 含氯消毒液进行消毒后再清洗。在进行特殊传染病检验后，应及时进行消毒，遇有场地、工作服或体表污染时，应立即处理，防止扩散，并视污染情况向上级报告。

（6）实验室内禁止吃东西、化妆。

2. 实验室设计和建造的特殊要求

（1）生物安全防护二级实验室必须满足上述设备和防护要求。

（2）应设置消毒设施，如高压灭菌锅、化学消毒装置等对废弃物进行处理。

（3）应设置洗眼装置。

（4）实验室门宜带锁、可自动关闭。

（5）实验室出口应有发光指示标志。

（6）实验室宜有不少于每小时3～4次的通风换气次数。

3．Ⅱ级生物安全柜要求　至少装置一个高效空气过滤器对排气进行净化，工作空间为经高效过滤器净化的无涡流的单向流动空气。工作时正面玻璃推拉窗打开一半，上部为观察窗，下部为操作窗口。外部空气由操作窗口吸进，而不可能由操作窗口逸出。工作状态下遵守操作规程时保证工作人员不受侵害。

二、实验室用电安全

电器设备广泛应用于实验室，除应执行一般安全用电规定以外，还应注意如下方面：

1．电器设备应安装地线，某些仪器还应另装稳压器。

2．安装或检修电动仪器时应切断电源，并用试电笔检查电源是否确已切断。

3．不准自行延长电线，亦不得使用超长电线的插头。非电工不得随意拆修电路或安装开关和插座等。

4．有110 V或其他电压电源的插头、插座或插板均应有特殊标志。

5．有电源开关，应安放在安全而且固定的地方。

6．有恒温设备要有温度控制装置。储血冰箱应有报警器；并有应急电源，以防停电。烤箱、电炉不应与冰箱共存一处；烤箱、电炉旁不得存放易燃物。

7．使用新的电器设备以前必须详细阅读使用说明书；日常操作应注意的事项必须另立操作卡，严禁违章操作。

8．某些仪器使用后或下班前要切断电源；突然停电时，立即切断电源开关，以防再送电时发生事故。

9．定期（至少半年）检查一次电插座是否符合安全用电要求。

三、实验室化学性危害

实验室的化学试剂具有一定的危险性，轻者如醋酸可以损伤皮肤和黏膜，严重者如某些易燃溶剂可引起火灾，某些化学致癌物有致癌的危险，某些剧毒试剂极微量即可致死，因此应该引起高度警惕。

1．实验室内应有通风设备和灭火器。

2．尽量避免使用化学致癌物如联苯胺、二甲基偶氮苯。万一使用应严防直接接触。

3．剧毒试剂如氰化物、升汞、亚砷酸钠等不宜大量保存于实验室；少量应存于保险柜内，双人双锁，需用时应有人监督称量、使用，并有记录。领取和使用危险试剂亦应有安全记录清单。

4．腐蚀和易燃试剂，室内只能存放每天用量。不得将易燃试剂存放于冰箱，亦不得靠近烤炉、电炉。

5．装有液体腐蚀性试剂的容器应放在铺砂的搪瓷盘内，以防万一破损而外溢。

6．产生有毒或特臭气味的试验应在通风橱内进行。

7．化学试剂伤害的紧急处理（必要时紧急处理后立即到急诊室治疗）：

（1）皮肤和眼睛灼伤　立即用大量清水冲洗。如为酚类化学试剂（如石碳酸）灼伤，则可用0.5%乙醇洗涤。

（2）口服中毒　立即用3%～5%小苏打水或1∶5000高锰酸钾液多次洗胃。

（3）吸入刺激性气体　立即脱离现场，呼吸新鲜空气，并采取抢救措施。

四、实验室防火与防爆

火灾与爆炸通常联系在一起，发生火灾与爆炸都将对实验室甚至更大范围带来生命财产不可弥补的损失。

（一）气罐安全

1. 保证气罐安全运输，运输时应将其固定于运输工具上。

2. 不论气罐的大小及内容物品种，均应安全放置，有固定装置，如将其紧系于墙上、工作台旁或安放于金属架或木架上。

3. 罐上应贴好标签，注明内容物，购进日期及量。

4. 所有罐子（不论满的或空的），除正在使用或与其他仪器连接在一起的外，都应盖好盖子。若与其他仪器相连接，在未接通前，不得开启塞子，以防向空间放气。

5. 易燃气罐应储存于干燥、防火和良好通风处；气罐应远离火源、电源，并严禁火种接近；气罐附近应有灭火器材；气罐应无锈，特别注意气罐底是否生锈。

6. 定期检查高压蒸汽锅管道是否通畅，安全阀和压力表是否有效。

（二）防止化学试剂引起爆炸和火灾

1. 下列常用化学试剂可发生爆炸，应严加防范。

（1）醚爆炸　醚与空气混合极易爆炸，故开启有醚的试剂瓶（包括其他试剂）时，瓶口不能对着任何人，并远离火种；乙醚试剂不能直接用火加热，应用水浴；乙醚不要存于冰箱。

（2）高锰酸钾　高锰酸钾与浓酸一起烘干时，易爆炸。

（3）硝酸铵

（4）其他　下列物质混合也能引起爆炸如硝酸钾与醋酸钠，硝酸盐与酯类等。

2. 下列常用化学试剂可引起火灾

（1）易燃试剂如乙醚、二甲苯和乙醇等试剂使用时要特别小心，严守操作规程。

（2）下列物质混合时，特别容易着火，应注意。如活性碳与硝酸铵，沾染了强氧化剂（如氯酸钾）的衣服、布与浓硫酸，可燃性物质（如木材）与浓硝酸、氧化物之间混合等。

（三）灭火措施

1. 电器起火要首先切断电源，在未确定已切断电源的情况下，禁止使用水或泡沫灭火器救火。

2. 实验室应常备有效期内的灭火器

（1）干粉灭火器　主要成分是碳酸氢钠等盐类物质。适用于扑救油类、可燃气体、电器设备和遇水燃烧等物品的初起火灾。

（2）二氧化碳灭火器　内装有液态二氧化碳。对扑救电器、电子设备、图书、小范围油类、某些忌水物质等发生的火灾最为适宜。但不宜扑救金属钠、钾、镁粉、铝粉和铅锰合金等物质的火灾。使用本灭火器时，如空气中的二氧化碳含量达5%时，人的呼吸会发生困难，故使用时应注意。

3. 实验室工作人员应接受火灾防范培训。

五、实验室相关物品的消毒制度

根据《医院消毒技术规范》、《消毒管理办法》和《医院感染管理规范》应制定出实验室的消毒制度，用于实验室工作场所的空气、表面、器材、废弃标本及工作人员（含临时工和参观学习人员）的消毒。实验室的工作场所可分为清洁区、半污染区和污染区。清洁区包括办公室、会议室、休息室、储藏室、培养基室和试剂室；半污染区指卫生通道室；污染区包括标本存放处理室、临床生化检验室、临床微生物检验室、临床免疫检验室和临床血液、体液室等。清洁区和污染区的消毒要求、方法和重点有所不同，若分工不细，清洁区和污染区无明显界限时，则按污染区处理。

（一）污染区的消毒

1. 表面消毒

（1）桌椅等表面的消毒　每天开始工作前用湿布抹擦一次；地面用湿拖把拖擦一次，禁用干抹布扫，抹布和拖把等清洁工具各室专用，不得混用，用后洗净晾干。下班时用250～500 mg/L有效氯溶液或0.1%～0.2%过氧乙酸溶液抹擦一次。地面的消毒：用2倍上述浓度消毒液拖擦。

（2）各种表面也可用便携式高强度紫外线消毒器近距离表面照射消毒。

（3）若被明显污染，如具传染性的标本或培养物外溢、溅泼或器皿打破、洒落于表面，应立即用消毒液消毒，用1000～2000 mg/L有效氯溶液或0.2%～0.5%过氧乙酸溶液洒于污染物表面，并使消毒液浸过污染物表面，保持30～60 min再擦，拖把用后浸于上述消毒液1 h。

（4）若已知被肝炎病毒或结核杆菌污染，应用2000 mg/L有效氯溶液或0.5%过氧乙酸溶液擦拭，消毒30 min。

（5）检验单送出前用便携式高强度紫外线消毒器距检验单面不高于3.0 cm缓慢移动，照射3～5秒钟，必须两面照射；也可用甲醛消毒器熏蒸消毒。

2. 空气消毒

（1）开窗通风，使室内空气与室外直接交换，以保持室内空气新鲜。还可通过换气扇使室内外的气体进行交换。每天打开各个房间的紫外线灯照射消毒一次，每次1小时，有效消毒范围是距灯管1.0米。使用紫外线照射消毒时，人员不得在室内。

注：紫外线灯使用到1000小时要进行检测，强度在70瓦秒以上可继续使用。

（2）明显产生传染性气溶胶的操作（搅拌、研磨、离心等），特别是可通过呼吸道传播又含有高度传染性的微生物（炭疽杆菌、结核杆菌、球孢子菌、组织胞浆菌、军团菌、流行性感冒病毒等）的操作，应在生物安全柜内进行，使柜内空气经细菌滤器或热力杀菌通道排出室外，柜内形成负压；或在风筒式紫外线空气消毒器的进风口邻近进行，使产生的微生物气溶胶立即经紫外线风筒消毒。

3. 器材消毒：除已知无传染性器材外，凡直接接触或间接接触过临床检验标本的器材视为具有传染性，应进行消毒处理。

（1）金属器材

1）小的金属器材如接种环，可用酒精灯烧灼灭菌。当接种环上有较多物品，尤其是液体时，应先在火焰上方，把接种环烤干后再缓慢伸入火焰烧灼，以免发生爆裂或溅泼而污染环境；

2）较大的金属器材或有锋刃的刀剪受污染后不宜烧灼灭菌，可煮沸 10～30 min，或用 2%碱性/中性戊二醛溶液或 8%甲醛-乙醇溶液（用 70%乙醇配成 20%福尔马林溶液）浸泡 3h 后，清洗、沥干，再用干热或压力蒸汽灭菌。

（2）玻璃器材

1）采标本的器材如玻片、吸管、玻瓶要做到一人一份，一用一消毒。凡曾受污染的吸管、试管、滴管、离心管、玻片、玻棒、玻瓶、平皿等，应立即没入洗涤剂或肥皂液中，再煮沸 15～30 min，反复洗刷，沥干，37～60℃烘干。也可用消毒液如 1000 mg/L 有效氯溶液浸泡 2～6h 后再洗；

2）曾装过含蛋白质较多的液体如血清、唾液、胃液等的玻璃容器，用含有效氯 1000 mg/L 的消毒液浸泡 30 min；

3）接种培养过的琼脂平板应压力蒸汽灭菌 30 min，趁热将琼脂倒弃，再刷洗；

4）刷洗后用于生化检验或免疫学检验者，可浸泡于重铬酸钾-浓硫酸清洁液内 24 h 后，彻底冲洗，最后用蒸馏水冲洗 3 遍，沥干，烘干后再用。

（3）塑料制品

1）一次性使用的塑料制品如薄膜手套、无纺布帽子、工作衣、口罩等用后放污物袋内集中烧毁。

2）耐热的塑料如聚丙烯、聚碳酸酯、尼龙及聚四氟乙烯制的器材，可用肥皂或洗涤剂溶液煮沸 15～30 min，洗净后，用压力蒸汽 121℃ 102.9kPa 灭菌 20～30 min 后方可重复使用。

3）不耐热的聚乙烯、聚苯乙烯，可用 0.5%过氧乙酸或 1000 mg/L 有效氯溶液浸泡 30～60 min，再洗净，晾干；也可用环氧乙烷灭菌器灭菌，800 mg/L，于 55～60℃和相对湿度 60%～80%，作用 4～6h；若为薄膜或板也可用高强度紫外线消毒器照射 1～3 秒。

4）一般血清学反应使用过的塑料板可直接浸入 1%盐酸溶液内 2h 以上或过夜；对肝炎检验的反应板可用 0.5%过氧乙酸或 1%过氧戊二酸溶液或 3000 mg/L 有效氯溶液浸泡 2～4h后，洗净再用。

（4）橡胶制品　橡胶制品如手套、吸液管（球）受污染后可用肥皂或 0.5%洗涤剂溶液煮沸 15～30 min，煮时吸液管（球）内应无空气，全部浸入其内，清洗后晾干；必要时再用压力蒸汽，115℃灭菌 40 min。

（5）纺织品　棉质工作服、帽子、口罩、鞋套等放专用污物袋内，送洗衣房清洗，每周 2 次，有明显污染时，可随时用 500 mg/L 含氯消毒剂，作用 30～60 min，或压力蒸汽 121℃，15～30 min。

（6）贵重仪器

1）贵重仪器如显微镜、分光光度计、离心机、天平、酶标检测仪、细胞计数器、血液生化分析仪、气相色谱仪、冰箱、培养箱等不宜加热，不能用消毒液浸泡。局部轻度污染，可用 2%碱性或中性戊二醛溶液或 5000 mg/L 洗必泰酒精溶液擦拭；污染严重时，可用环氧乙烷消毒。

2）若离心时离心管未密闭，试管破裂，液体外溢，应消毒离心机内部，特别是有可能受肝炎病毒或结核杆菌污染时，宜用 2%碱性或中性戊二醛溶液擦拭；或整机用环氧乙烷消毒，在55～60℃、相对湿度60%～80%、800 mg/L环氧乙烷密闭消毒柜内消毒6h。

4. 手的消毒

工作前、工作后、或检验同类标本后再检验另一类标本前，均须用肥皂流水洗手1～2 min，双手搓动使泡沫布满手掌手背及指间至少10秒钟，再用流水冲洗，若手上有伤口，应戴手套接触标本。水龙头应用脚踏式或自动开关；肥皂应保持干燥或用瓶装液体肥皂；每次用时压出；洗手后采用红外自动干手机将手吹干或用消毒纸巾、纱布或手巾擦干，不宜设置公用擦手巾；当手被血液、体液污染或可能污染后，应立即用消毒液泡手后洗手。如在操作中意外被针刺或割伤，以致伤口与标本直接接触必须用消毒肥皂洗伤口，再用清水清洗。若标本溅入或接触到眼黏膜、口腔黏膜上，立即用滴眼液或漱口液清洗。

5. 废弃标本及其容器的消毒处理

（1）采集检验标本或接触装有检验标本的容器应带手套。一次性使用的手套用后放收集袋内，集中烧毁；可反复使用者用后放消毒液内集中消毒。

（2）夹取标本的工具，如钳、镊、接种环、吸管等，用后均应消毒清洁。金属工具可烧灼灭菌或消毒液浸泡；玻璃制品可干热或压力蒸汽灭菌；

（3）废弃标本如尿、胸水、腹水、脑脊液、唾液、胃液、肠液、关节腔液等每100 ml加漂白粉5克或二氯异氰尿酸钠2克，搅匀后作用2～4h倒入厕所或化粪池；痰、脓、血、粪（包括动物粪便）及其他固形标本高压消毒后焚烧或加2倍量25 000～50 000 mg/L有效氯的漂白粉溶液或二氯异氰尿酸钠溶液，拌匀后作用2～4 h。

（4）盛标本的容器，若为一次性使用的纸质容器及其外面包被的废纸，应焚毁；对可再次使用的玻璃、塑料或搪瓷容器，可煮沸15 min，也可用1000 mg/L有效氯漂白粉澄清液或二氯异氰尿酸钠溶液浸泡2～6 h消毒液每日更换，消毒后用洗涤剂及流水刷洗，沥干；用于微生物培养采样容器，用压力蒸汽灭菌后备用；

（5）废弃标本及其容器应有专门密闭不漏水的污物袋（箱）存放，专人集中高压消毒后烧毁，每天至少处理一次。

（二）清洁区的消毒

清洁区若无明显污染，每天开窗通风换气数次，湿抹布擦桌面、椅面及地面一次，保持清洁；每周（或有明显微生物污染时）应用消毒液如250～500 mg/L有效氯溶液或1000 mg/L过氧乙酸溶液抹擦桌、椅、门、窗及地面，地面消毒浓度应加倍；所有清洁消毒器材（抹布、拖把、容器）不得与污染区或半污染区共用。工作人员每次下班前应用肥皂流水洗手1～2 min。

（三）半污染区的消毒

空气、桌、椅、门、窗消毒同清洁区，地面消毒同污染区。

六、实验室医疗废弃物处理制度

医疗废弃物和一般废弃物有着本质不同，它既污染环境，又传播疾病。若不能妥当收集和处理，将对病人、医护人员及其他人员健康造成危害。医疗废物分为如下五类：

（一）感染性废物

指携带病原微生物，具有引发感染性疾病传播危险的医疗废物。包括：

1. 被病人血液、体液、排泄物污染的物品。

2. 医疗机构收治的隔离传染病病人或者疑似传染病病人产生的生活垃圾。

3. 病原体的培养基、标本和菌种、毒种保存液。

4. 各种废弃的医学标本。

5. 废弃的血液、血清。

6. 使用后的一次性使用医疗用品及一次性医疗器械视为感染性废物。

(二) 病理性废物

指诊疗过程中产生的人体废弃物和医学实验动物尸体等。包括：

1. 手术及其他诊疗过程中产生的废弃的人体组织、器官等。

2. 医学实验动物的组织、尸体。

3. 病理切片后废弃的人体组织、病理蜡块等。

(三) 损伤性废物

指能够刺伤或者割伤人体的废弃的医用锐器。包括：

1. 医用针头、缝合针。

2. 各类医用锐器，包括：解剖刀、手术刀、备皮刀、手术锯等。

3. 载玻片、玻璃试管、玻璃安瓿等。

(四) 药物性废物

过期、淘汰、变质或者被污染的废弃的药品。包括：

1. 废弃的一般性药品，如：抗生素、非处方类药品等。

2. 废弃的细胞毒性药物和遗传毒性药物。

3. 废弃的疫苗、血液制品等。

(五) 化学性废物

具有毒性、腐蚀性、易燃易爆性的废弃的化学物品。包括：

1. 医学影像室、实验室废弃的化学试剂。

2. 废弃的过氧乙酸、戊二醛等化学消毒剂。

3. 废弃的汞血压计、汞温度计。

实验室的医疗废物主要以感染性废物为主，同时还有病理性、损伤性和化学性废物。实验室所有医疗废物经消毒（参照前面废弃标本及容器消毒）后由医院统一交给医疗废物集中处置单位进行。对医疗废物要进行登记，登记内容应当包括医疗废物的来源、种类、重量或者数量、交接时间、处置方法、最终去向以及经办人签名等项目。登记资料至少保存 3 年。严禁医疗废物流失。

思考题

1. 室内质量控制的操作步骤是如何规定的？质控图如何绘制？质控结果如何分析？失控后如何处理？

2. 室间质量评价的方法和成绩不及格后如何寻找原因？

3. 检测方法评价主要有几个方面和参数？

4. 一般生物安全防护对实验室的基本要求有哪些？

5. 医疗废物处理原则有哪些？

（孙　芾）

第七章　技能培训

检验技能是检验专业技术人员的基本功，技能培训的目的是规范基层检验技术人员的操作，使检验结果的准确性和重复性达到各项检测指标的技术要求，保证检验质量，更好地为临床服务，为病人服务。

培训内容都是基层检验工作最基本的操作。这些操作看来简单，但是如果不能严格按照技术规范去做，也能给检验结果造成不准确，或者重复检查出入较大，给临床诊断和治疗造成误导。因此，希望在培训中认真体会、严格训练。

由于各单位使用的检验仪器型号不同，可能在具体操作上略有差异，请结合本单位仪器的具体操作手册执行。

一、毛细血管采血技术

又称皮肤采血法，所采之血是微动脉、微静脉和毛细血管的混合血。主要用于末梢血全血细胞分析和某些微量检验。

（一）试剂与器材

1. 一次性采血针。

2. 消毒干棉球或棉棒。

3. 75%乙醇棉球或75%乙醇或安尔碘。

4. 20 μl吸管。

（二）操作

1. 采血部位，成人以左手无名指为宜，1岁以下婴幼儿通常在大拇指或足根部两侧采血。

2. 轻轻按摩采血部位，使其自然充血，用75%乙醇棉球或安尔碘浸润棉棒消毒局部皮肤，待干。

3. 用左手拇指和食指紧捏住刺血部位两侧，右手持无菌采血针，自指尖内侧迅速穿刺。

4. 血液自然流出后，用无菌干棉球擦去第一滴血，然后按需要依次采血。

5. 采血完毕后，用消毒干棉球或棉棒压住伤口，止血。

（三）注意事项

1. 除特殊情况下，一般不在耳垂采血。应避免在冻疮、炎症、水肿等部位采血。

2. 必须严格无菌操作，防止采血部位感染及交叉感染，做到一人一针一管。每次操作前应做好手的消毒。

3. 皮肤消毒后应待酒精挥发后采血，否则流出的血液扩散不成滴，血小板遭到破坏，影响结果。

4. 穿刺深度一般以2.0～2.5mm为宜，使血液自行流出或仅施轻压即可流出。

5. 进行多项检查时，采集标本顺序为：血小板计数、红细胞计数、血红蛋白测定、白细胞计数及涂片等。

二、显微镜血细胞计数

(一) 试剂与器材

1. 显微镜

2. 改良牛鲍计数板

改良牛鲍计数板为一特制的长方形硬质玻璃板，其中间由“H”形沟槽划分为两个相同的计数池。每个计数池由 9 个边长为 1 mm 的大方格构成，四角的每个大方格又用单线划分为 16 个中方格，供白细胞计数用。中央的一个大方格用双线划分为 25 个中方格，每个中方格又划分为 16 个小方格，供计数红细胞和血小板用。计数池上覆盖特制的盖片后构成计数室，盖片与计数池之间的距离为 0.1 mm。见图 7-1 和图 7-2。

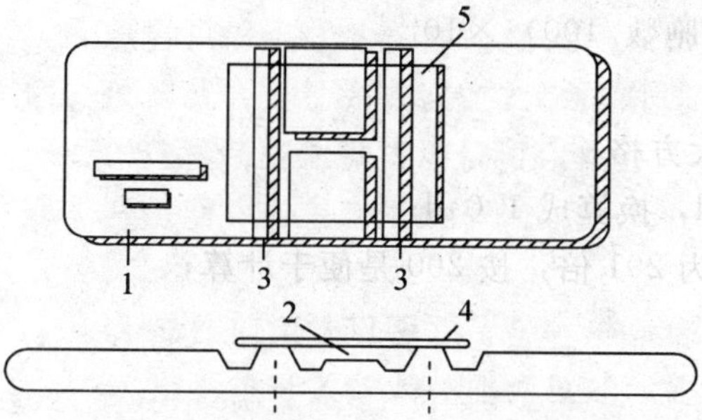

图 7-1 血细胞计数板正面和侧面图

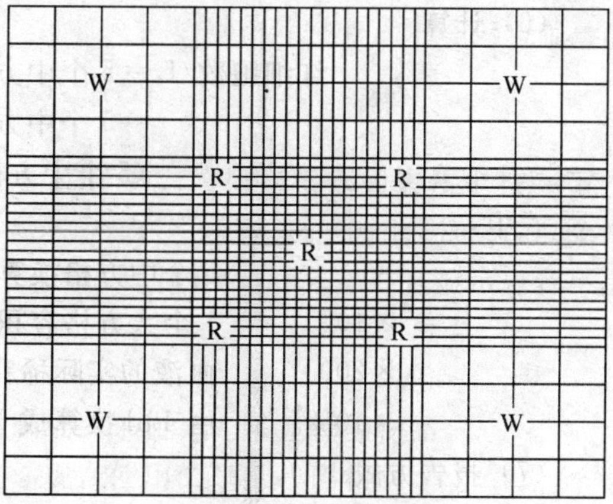

图 7-2 改良牛鲍计数板模式图

3. 红细胞稀释液

枸橼酸钠	1 g
36%甲醛液	1 ml
氯化钠	0.6 g

加蒸馏水至 100 ml，混匀、过滤两次后备用。

4. 白细胞稀释液

冰乙酸	2 ml
蒸馏水	98 ml
10 g/L 亚甲蓝溶液	3 滴

混匀过滤后备用。

5. 血小板稀释液（1%草酸胺稀释液）

分别用少量蒸馏水溶解草酸胺 1 g 及 EDTA-2Na 0.012 g，合并后加蒸馏水至 100 ml，混匀，过滤后备用。

(二) 原理

将血液用不同血细胞稀释液作一定量稀释，其中白细胞稀释液能将全部成熟红细胞溶解，混匀后充入计数池内，在显微镜下计数一定体积内的不同血细胞，经过换算计算出每升血液中各种血细胞数。

（三）操作

1. 红细胞计数

（1）取中号试管 1 支，加红细胞稀释液 2 ml。

（2）用清洁干燥的微量吸管吸取 10 μl 末梢血或抗凝血，擦去管外余血后加至红细胞稀释液底部，再轻吸上层液清洗吸管 2～3 次，立即混匀。

（3）混匀后，用干净微量吸管将红细胞悬液充入计数池，不得有空泡或外溢。

（4）放置 2～3 min 后计数。

（5）高倍镜下依次计数中央大方格内四角和正中一共 5 个中方格内的红细胞。对压线的细胞按“数上不数下，数左不数右”的原则进行计数。

（6）计算

$$红细胞数/L = 5个中方格内红细胞数 \times 5 \times 10 \times 200 \times 10^{6}$$
$$= 5个中方格内红细胞数 \times 10^{10}$$
$$(5个中方格内红细胞数/100) \times 10^{12}$$

式中：

$\times 5$　　5 个中方格换算成 1 个大方格；

$\times 10$　　1 个大方格容积为 0.1 μl，换算成 1.0 μl；

$\times 200$　　血液的实际稀释倍数应为 201 倍，按 200 是便于计算；

$\times 10^{6}$　　由 1 μl 换算成 1 L。

（7）报告方式

红细胞数（RBC）：$\times 10^{12}$

例如：4.56×10^{12}

（8）参考区间

成年男性：$(4.09 \sim 5.74) \times 10^{12}/L$ *

成年女性：$(3.68 \sim 5.13) \times 10^{12}/L$ *

新生儿：　$(5.20 \sim 6.40) \times 10^{12}/L$ **

婴儿：　　$(4.00 \sim 4.30) \times 10^{12}/L$ **

儿童：　　$(4.00 \sim 4.50) \times 10^{12}/L$ **

* 引自：丛玉隆，金大鸣，王鸿利，等．中国人群成人静脉血血细胞分析参考范围调查．中华医学杂志，2003，83（14）：1201－1205.

** 引自：胡亚美，江载芳主编．诸福棠实用儿科学（下册）．第 7 版．北京：人民卫生出版社，2003，2685.

（9）注意事项

①稀释液要过滤，试管、计数板必须清洁，以免杂质、微粒等被误认为红细胞。

②参考范围内，两次红细胞计数相差不得超过 5%。

2. 白细胞计数

（1）取小号试管 1 支，加白细胞稀释液 0.38 ml。

(2) 用清洁干燥的微量吸管吸取 20 μl 末梢血或抗凝血，擦去管外余血后加至白细胞稀释液底部，再轻吸上层液清洗吸管 2～3 次，立即混匀。

(3) 待红细胞完全溶解破坏，液体变成棕红色后，再次混匀后用干净微量吸管将白细胞悬液充入计数池，不得有空泡或外溢。

(4) 放置 2～3 min，待白细胞下沉再计数。

(5) 低倍镜下计数四角大方格内的白细胞数。对压线的细胞按“数上不数下，数左不数右”的原则进行计数。

(6) 计算

白细胞数/L＝ (N/4) $\times 10\times 20\times 10^6$＝ (N/20) $\times 10^6$

式中：

N　　4 个大方格内白细胞总数；

÷4　　每个大方格（即 0.1 μl）内白细胞平均数；

×10　　1 个大方格容积为 0.1 μl，换算成 1.0 μl；

×20　　血液的实际稀释倍数应为 21 倍，按 20 是便于计算；

$\times 10^6$　　由 1 μl 换算成 1 L。

(7) 报告方式

白细胞计数（WBC）：$\times 10^9$/L

例如：7.85 $\times 10^9$/L

(8) 参考区间

成人：　男性：(3.97～9.15) $\times 10^9$/L *

　　　　女性：(3.69～9.16) $\times 10^9$/L *

儿童：　(8.0～10.0) $\times 10^9$/L **

婴儿：　(11.0～12.0) $\times 10^9$/L **

新生儿：20×10^9/L **

* 引自：丛玉隆，金大鸣，王鸿利，等. 中国人群成人静脉血血细胞分析参考范围调查. 中华医学杂志，2003，83 (14)：1201-1205.

** 引自：胡亚美，江载芳主编. 诸福棠实用儿科学（下册）. 第七版. 北京：人民卫生出版社，2003：2685.

(9) 注意事项

①小试管、计数板必须清洁，以免杂质、微粒等被误认为细胞。

②白细胞总数在参考范围内，大方格间的细胞数不得相差 8 个以上，两次重复计数误差不得超过 10%。

③白细胞数量过高时，可加大稀释倍数；白细胞数量过低时，可计数 8 个大方格的白细胞数或加大取血量。

④如果外周血中出现有核红细胞，应予校正：

校正公式：

白细胞校正值/L＝$X\times$［100/（100＋Y）］

式中：

X：未校正前白细胞数

Y：计数100个白细胞的同时计数到的有核红细胞数

3. 血小板计数

（1）取小号试管1支，加血小板稀释液0.38 ml。

（2）用清洁干燥的微量吸管吸取20 μl末梢血或抗凝血，擦去管外余血后加至血小板稀释液底部，再轻吸上层液清洗吸管3次，立即混匀。

（3）待红细胞完全溶解破坏后再次混匀1 min。

（4）取上述均匀的血小板悬液1滴，充入计数池，不得有空泡或外溢。

（4）放置10～15 min，待血小板下沉再计数。

（5）高倍镜下依次计数中央大方格内四角和正中一共5个中方格内的血小板数。对压线的细胞按“数上不数下，数左不数右”的原则进行计数。

（6）计算

血小板数/L＝5个中方格内血小板数$\times 10^9$/L

（7）报告方式

血小板计数（BPC）：$\times 10^9$/L

例如：185 $\times 10^9$/L

（8）参考区间

成人：　男性：（85～303）$\times 10^9$/L＊

　　　　女性：（101～320）$\times 10^9$/L＊

新生儿：（100～300）$\times 10^9$/L＊＊

儿童：　（100～300）$\times 10^9$/L＊＊

＊引自：丛玉隆，金大鸣，王鸿利，等．中国人群成人静脉血血细胞分析参考范围调查．中华医学杂志，2003，83（14）：1201-1205.

＊＊引自：胡亚美、江载芳主编．诸福棠实用儿科学（下册）．第7版．北京：人民卫生出版社，2003：2685.

（9）注意事项

1. 稀释液要过滤，防止污染，试管、计数板必须清洁，以免杂质、微粒等被误认为细胞。

2. 血液加入稀释液内要充分混匀，充入计数池后一定要静置10～15min。室温高时注意保持计数池周围的湿度，以免水分蒸发而影响计数结果。

3. 计数时光线要适中，不可太强，应注意有折光性的血小板和灰尘的区别。附在血细胞旁边的血小板也要注意，不要漏数。

（四）计数误差

血细胞的计数误差分为技术误差和固有误差。

1. 技术误差

由于操作不正确和仪器造成的误差称为技术误差。这类误差通过主观努力即可避免或逐渐缩小。常见技术误差如下：

(1) 取血部位不当。局部冻疮、水肿、发炎均可影响结果。

(2) 稀释倍数不准。如吸血不准，未擦去管外余血，吸取稀释液不准或稀释液因蒸发而浓缩等。

(3) 血液凝固。如取血时动作缓慢或用力挤压混入大量组织液等使血液凝固。

(4) 充液不当。充液过多，断续充液，充液后移动盖片等均可使细胞分布不匀，影响计数室容积，使计数结果偏高或偏低。

(5) 稀释血液混合不匀，细胞在计数室内分布相差悬殊，超过下述固有误差范围。

(6) 仪器误差。微量吸管须用水银称重法校正，误差应小于1%。计数室深度可用千分卡尺测定，误差应小于2%。计数室面积可用测微计测定，每大格边长误差应小于1%。盖玻片应用血细胞专用盖片（24 mm×20 mm×0.06 mm），要求高倍镜无裂隙，两面光学误差应小于±0.002 mm。

2. 固有误差

即使技术熟练者使用同一仪器、用同一稀释血液，多次充液计数，结果也常有一定差异。这种由于在计数室内每次血细胞分布不可能完全相同所造成的误差称为固有误差或计数域误差。统计学研究表明血细胞在计数室内的分布符合泊森分布，其计数误差随计数范围增大而减小。固有误差包括细胞数量多少、计数盘和吸管使用次数三个方面。

（五）报告发出前审核

1. 在发出检验报告单前，应再核对一下标本与报告单上的姓名、性别、编号等是否一致。

2. 检查报告书写是否正确。包括单位、数值、签名等。

3. 白细胞总数大于 30.0×10^9/L 或小于 3.0×10^9/L 时，必须重新取血复查并与临床联系后再发报告。

4. 血小板总数大于 600×10^9/L 或小于 50×10^9/L 时，必须重新取血复查并与临床联系后再发报告。

5. 报告单上写有诊断疾病时，要分析结果是否与病程相符。没写诊断的，结果异常时要主动与临床联系再发报告。

三、血涂片制备

（一）器材

清洁、干燥、无尘、无油脂的载玻片（25 mm×75 mm，厚度为 0.8～1.2 mm）。

（二）操作

1. 左手拇指、食指和中指平执载玻片，在玻片一端 1/3 处，加 1 滴（约 0.05 ml）血液。

2. 右手持推片从前方接近血滴，使血液沿推片边缘展开。

3. 调节推片与载玻片成 30～45 度角，均匀向前推至玻片的另一端，并立即挥动玻片，使玻片迅速干燥。

4. 血涂片呈舌状，头、体、尾三部分清晰可见。见图 7－3。

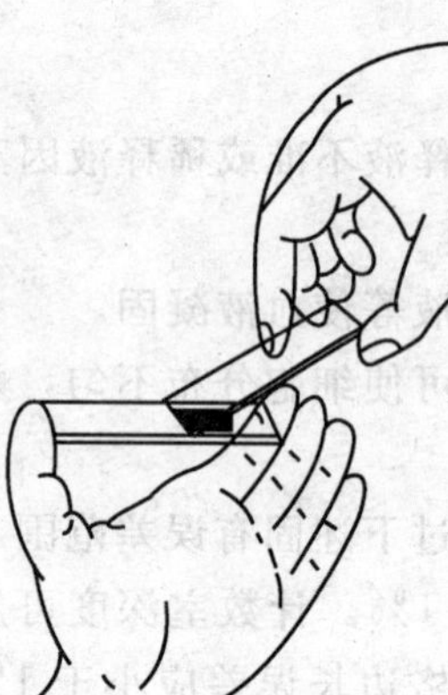

a 推血片时手执载玻片的姿势

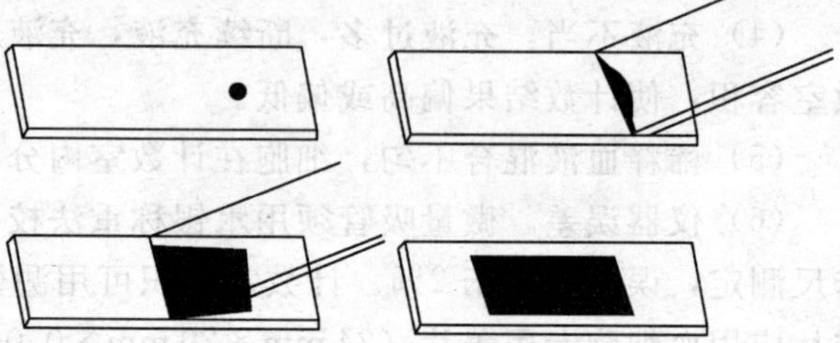

b 推血片的程序

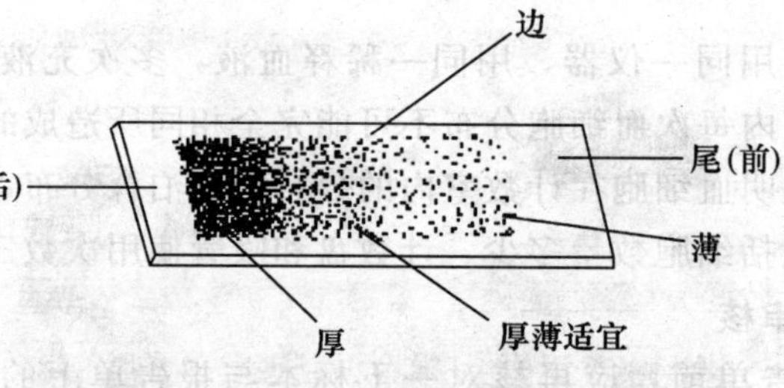

c 血细胞在涂片上的自然分布

图 7-3 外周血推片操作示意图

四、血涂片染色

瑞氏（Wright）染色

（一）原理

1. 瑞氏染料是由酸性染料伊红和碱性美蓝组成的复合染料。

美蓝又称亚甲蓝，为四甲基硫堇染料，通常为氯盐，即氯化美蓝。美蓝容易氧化成 1、2 三甲基硫堇等次级染料——天青。伊红也称曙红，通常为伊红钠盐。美蓝和伊红的水溶液混合后产生伊红化美蓝的中性沉淀，即瑞氏染料。瑞氏染料溶于甲醇后，又重新解离为带正电荷的美蓝和带负电荷的伊红离子。

2. 细胞的染色既有物理的吸附作用，又有化学的亲和作用。

各种细胞成分的化学性质不同，对染料的亲和力也不一样，故可呈现出不同的着色特点。例如血红蛋白、嗜酸性颗粒为碱性蛋白，与酸性染料伊红结合而染成红色。细胞核的核蛋白与原、幼细胞的胞浆为酸性物质，与碱性染料美蓝和天青结合，分别染成紫红色及深蓝色。中性颗粒与美蓝和伊红同时结合而染为淡紫红色。

3. pH 对细胞染色的影响

细胞的各种成分均由蛋白质构成，由于蛋白质所带电荷随溶液的 pH 而定，在偏酸性环境中所带正电荷增多而亲和带负电荷的伊红离子，故着色偏红；在碱性环境中所带负电荷增多而亲和带正电荷的美蓝，而着色偏蓝。

（二）试剂

1. 瑞氏染液

（1）瑞氏染料　　　0.1 g

（2）甲醇（AR）　　60.0 ml

将瑞氏燃料放入清洁干燥研钵里，先加入少量甲醇，充分研磨使染料溶解，将已溶解的染料倒入棕色试剂瓶中，未溶解的再加少量甲醇研磨，直至染料完全溶解，甲醇全部用完为止。配好后放置于室温下，一周后即可使用。新配制染料效果较差，放置时间越长，染色效果越好。染液中加入中性甘油 2～3 ml，既可防止甲醇挥发，也可使细胞着色更清晰。

2. pH 6.8 磷酸盐缓冲液

磷酸二氢钾（KH_2PO_4）　　0.3 g

磷酸氢二钠（Na_2HPO_4）　　0.2 g

（三）操作

1. 在已经制备好的血涂片上，用红蜡笔在血膜头尾画线，防止染液溢出。

2. 用铅笔在血膜头部写上姓名。

3. 放置染色架上，滴加数滴瑞氏染液使覆盖整个血膜，静置 1 min，使染液的甲醇成分充分固定血细胞。

4. 滴加相当于染液 1.5～2 倍的缓冲液，用洗耳球吹匀。

5. 室温下染色 5～10 min。

6. 用流水冲净染液，滤纸吸干水滴，待血片自然干燥后镜检。

（四）注意事项

1. 未干透的血膜不能染色，否则染色时血膜容易脱落。

2. 染色时间与染液浓度、染色时间时的温度成反比。

3. 冲洗时不能先倒掉染液，应带着染液用流水冲去，以免染料颗粒沉淀在血膜上。

4. 如果有染料颗粒沉积在血膜上，可加上少许甲醇溶解，并立即用水冲掉甲醇，以防血膜脱色。

5. 染色过浅，可以复染。但应先加缓冲液，再加染液，或者加染液与缓冲液的混合液，不可先加染液。

6. 染色过深，可用水冲洗或浸泡水中一定时间，也可以用甲醇脱色。

7. 染色偏酸或偏碱时，应更换缓冲液再重染。

8. 瑞氏染液的质量除用染色效果直接评价外，还可采用吸光度比值（ratio of absorption，RA）评价。瑞氏染液的成熟指数以 RA（$A_{650\,nm}/A_{525\,nm}$）$=1.3\pm0.1$ 为宜。

五、外周血白细胞分类计数

（一）器材

显微镜、香柏油、擦镜纸、白细胞分类计数器。

（二）白细胞分类计数

1. 先于低倍镜下观察白细胞的分布和染色情况。

2. 选择体尾交界处细胞分布均匀、染色良好的区域。见图 7－4。

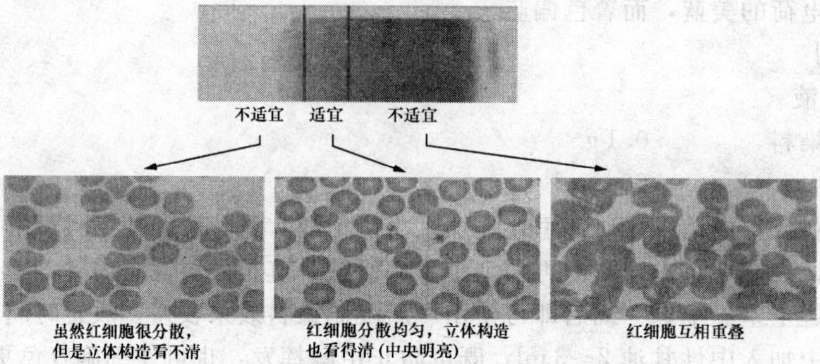

图 7－4　选择白细胞分类的方法

3. 滴上香柏油，转换油镜，按“城墙式”的一定方向顺序对所见的每一个白细胞进行分类，并以画“正”字的方式作记录或用计数器计数，共计数 100 个白细胞。计算出各类白细胞所占的百分率，外周血白细胞形态特征见表 7－1 和彩图 7－5、彩图 7－6。

表 7－1　外周血五种白细胞形态特征

细胞类型	外形	细胞核形	染色质	细胞质颜色	颗粒
中性杆状	圆形	腊肠样	深紫色粗糙	淡橘红色	量多、细小、均匀、浅紫红色
中性分叶	圆形	分叶状以核丝相连	同上	同上	同上
嗜酸性	圆形	分 2 叶	深紫色粗糙	淡橘红色	量多粗大、充满胞质、鲜橘红色
嗜碱性	圆形	分叶不清	粗细不均	淡橘红色	量少、分布不均覆盖核上、蓝黑
淋巴细胞	圆形或椭圆形	圆形或椭圆形	深紫色粗块状	透明淡蓝色	小淋巴无颗粒，大淋巴可有少数粗大深紫红色颗粒
单核细胞	圆形或不规则椭圆形	不规则肾形、马蹄形扭曲折叠	淡紫红色呈网状细致疏松	淡灰蓝色	量少细小、灰尘样紫红色、弥散分布

4. 同时观察红细胞和血小板的形态、染色、数量以及聚集情况。

（三）报告方式

例如：

白细胞分类计数：

中性分叶核粒细胞	63％
中性杆状核粒细胞	4％
嗜酸性粒细胞	4％
嗜碱性粒细胞	1％
单核细胞	5％
淋巴细胞	23％

(三)参考区间(见表 7-2)

表 7-2 成人白细胞分类计数参考范围*

细胞类别	百分数(%)	绝对数($\times10^9$/L)
中性粒细胞		
杆状核	1~36	0.04~0.6
分叶核	50~70	2~7
嗜酸性粒细胞	0.5~5	0.02~0.5
嗜碱性粒细胞	0~1	0~1
淋巴细胞	20~40	0.8~4
单核细胞	3~10	0.12~1

*引自:丛玉隆,金大鸣,王鸿利,等. 中国人群成人静脉血白细胞分析参考范围调查. 中华医学杂志,2003,83(14):1201-1205

表 7-3 儿童白细胞分类计数参考范围**

细胞类别	百分数(%)
中性粒细胞	50~70(新生儿至婴儿 31~40)
嗜酸性粒细胞	5~50
嗜碱性粒细胞	0~7
淋巴细胞	20~40(新生儿至婴儿 40~60)
大单核细胞	1~8(出生后 2~7 天 12)
未成熟细胞	0~8(出生后 2~7 天 12)

(四)注意事项

1. 计数应在 1 小时内完成,时间太长细胞会逐渐溶解破坏,使计数结果偏低。

2. 血液加入稀释液后应立即混匀,防止血液凝固。

3. 进行白细胞分类计数时,以选择体尾交界处为宜,红细胞多单个存在,白细胞形态易于辨认。选择头体部淋巴细胞较多,而尾部和两侧以中性粒细胞和单核细胞较多,在这些部位分类不能得到有代表性的结果。

4. 分类时必须按一定方向顺序有秩序地进行,对拿不准的和不认识的细胞要及时请教,决不允许跳过不计。如遇到原始、幼稚细胞,要请有经验的老师鉴定,并与临床联系后再发报告。

5. 分类时看到寄生虫如疟原虫,要请有经验的老师鉴定,并与临床联系另开一张报告单报告,绝不允许视而不见。

6. 白细胞总数低于 3.0×10^9/L 时,应选 2 张以上血涂片计数;高于 15×10^9/L 时,应计数 200 个白细胞。

7. 分类时如见到幼红细胞,应逐个计数,但不计入 100 个白细胞内,报告时以分类 100 个白细胞遇见有核红细胞多少报告。

8. 分类时观察到成熟红细胞、血小板的异常形态、染色、分布情况应在报告单上描述。

9. 分类时观察到白细胞的异常形态、中毒改变等，也应在报告中描述；遇到异常淋巴细胞应计数在100个白细胞内，并予以报告。

10. 遇到不能识别的细胞，计入“无法分类细胞”。

（五）报告发出前审核

1. 在发出检验报告单前，应再核对一下标本与报告单上的姓名、性别、编号等是否一致。

2. 检查报告书写是否正确。包括单位、数值、签名等。

3. 如同一份标本同时做白细胞分类计数和嗜酸性粒细胞直接计数，应对照结果是否一致，嗜酸性粒细胞直接计数结果增高时，白细胞分类计数中嗜酸性粒细胞的比例也应相应增高。

4. 如患者有多次结果，应对照前后结果的连贯性，以及与病程的符合程度。

六、尿沉渣显微镜检查

（一）器材

普通离心机、一次性10 ml试管（尖底或凸头）、一次性吸管、玻片、盖玻片，或者尿沉渣计数板。见图7-7。

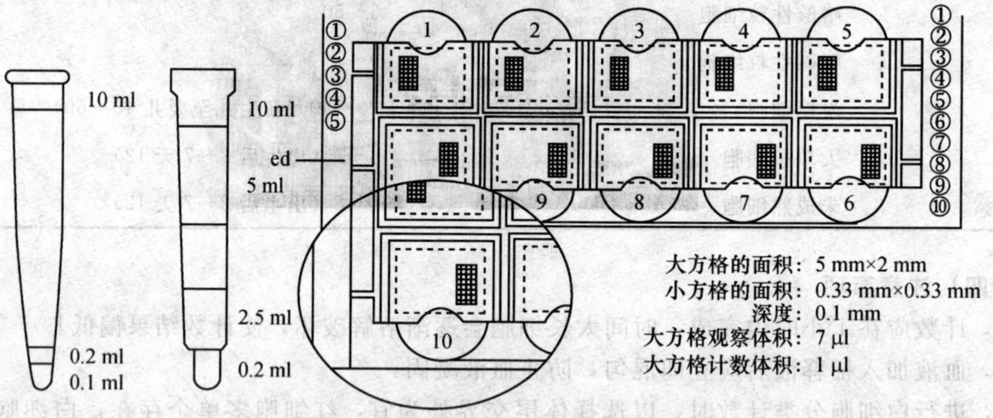

图7-7 尿离心管和尿沉渣定量计数板

（二）操作程序

1. 取新鲜尿，混匀后取10 ml，置入10 ml离心管中。

2. 采取水平式离心机，一般采用有效离心半径22.5 cm的水平离心机1200～1300 r/min左右，相对离心力400 g，离心5 min。

3. 待离心机完全停止后，取出离心管。

4. 手持离心管倾斜45°～90°弃除上层尿液，保留0.2 ml尿沉渣。

5. 轻轻摇动离心管，使尿沉渣有形成分充分混匀。

6. 取1滴（大约0.02 ml）置载玻片或计数板上，用18 mm×18 mm或22 mm×22 mm的盖玻片覆盖后（注意防止产生气泡）镜检。

7. 在低倍镜（10×10）下观察尿沉渣分布情况，再转高倍镜（10×40）仔细观察细胞。

8. 检查细胞，应观察10个高倍镜视野；检查管型，应在低倍镜下观察20个视野，分别记录每个视野的细胞和管型数，计算平均值报告；如果数量过多可报告有形成分所占视野的面积情况。

（三）报告形式为

细胞个数/HPF，管型个数/LPF。尿结晶和盐类数量以每一高倍视野+，++，+++，++++报告。见表7-4。并逐步实行尿沉渣定量板法报告（个数/ml）。

表7-4 显微镜观察尿结晶、细菌、真菌、寄生虫等的报告方式

	−	±	+	++	+++
结晶	0	1～4/Hp	5～9/Hp	10/Hp	
原虫、寄生虫	0	1/全片～4/Hp	5～9/Hp	10/Hp	
细菌、真菌	0	数个视野散在可见	各个视野均可见	数量多或呈团状集聚	无数
盐类	无	少量	中等量	多量	

引自：叶应妩，王毓三，申子瑜主编．全国临床检验操作规程．第3版．南京：东南大学出版社，2006：294.

（四）各种异常有形成分的形态见彩图7-8～彩图7-17和图7-18。

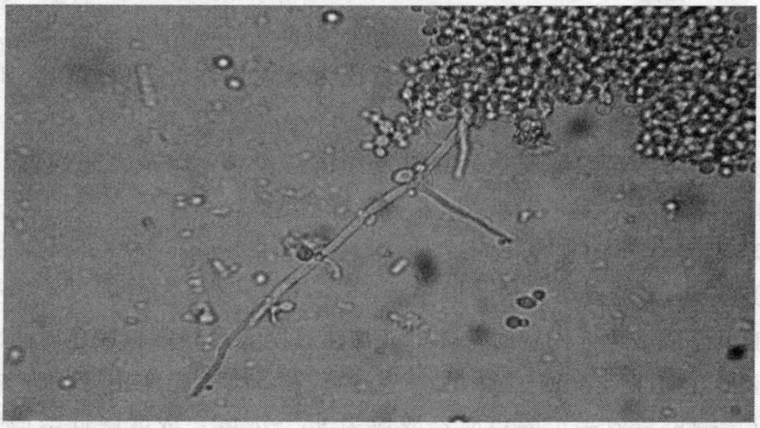

图7-18 尿液中真菌孢子和菌丝

（五）参考区间

定性及半定量报告

红细胞0～3/Hp

白细胞0～5/Hp

管型：透明管型0～1/Lp

细菌：无

尿沉渣板定量报告，因实验室方法各异，报告结果不完全一致。各实验室应建立自己的参考区间。可参考以下数值*：

红细胞 成人男性：0～4.5/μl，女性：0～7/μl，

儿童男：0～4/μl，女：0～6/μl，

白细胞 成人男性：0～6.5/μl，女性：0～14/μl，

儿童男：0～3/μl，女：0～4/μl

*引自：丛玉隆，马骏龙，岳秀玲，等．中国健康人尿液显微镜检测法有形成分结果调查．临床检验杂志，2006，24（2）：81-84.（注：儿童指1～13岁，成人指≥13岁）

七、革兰染色法

（一）试剂

1. 结晶紫溶液
2. 革兰碘液
3. 95%乙醇
4. 稀释石碳酸复红

（二）操作步骤

细菌标本涂片固定后，先用结晶紫（或龙胆紫）初染1 min；小水流冲洗后加碘液媒染1 min；小水流冲洗后用95%乙醇脱色1 min；小水流冲洗后稀释复红复染30 s，小水流冲洗后使涂片自然干燥，镜检。

（三）结果判定

1. 革兰阳性细菌 不被乙醇脱色仍保留紫色为革兰阳性菌（G^+菌），如葡萄球菌、链球菌等。

2. 革兰阴性细菌 若被乙醇脱色后再被复染成红色者，为革兰阴性菌（G^-菌），如大肠埃希菌、伤寒沙门菌、脑膜炎奈瑟菌、淋病奈瑟菌等。

（四）注意事项

以下因素可能影响染色效果，请予以注意：

1. 涂片不能太厚或太薄，固定时菌体不能加热过度，严格掌握脱色时间。

2. 防止染液蒸发而改变浓度，特别是卢戈碘液久存或受光作用后易失去媒染作用；涂片上含有水分可影响染色效果；脱色时乙醇应为95%浓度，浓度降低会增强其脱色能力，影响染色效果。新配制的染色最好用已知的细菌进行实验，以保证染液质量。

3. 细菌的菌龄不同，染色结果也有差异。一般以18～24小时的培养物染色效果最好，菌龄过长影响细菌的着色。

（五）革兰染色的意义

1. 鉴别细菌 可将所有细菌分为革兰阳性菌和革兰阴性菌两大类，有助于进一步鉴别。见彩图7-19、彩图7-20。

2. 选择药物的参考，临床上可根据病原菌的革兰染色性，考虑选择有效的药物进行治疗。

3. 与致病性有关 许多革兰阳性菌能产生外毒素，而革兰阴性菌则大多能产生内毒素，两者致病作用不同。

八、室内质控模拟操作

1. 指导学员根据某检测项目质控测试的 20 个数据计算出均值、标准差和变异系数。分别见以下计算公式：

$$\overline{x}=\frac{\sum x}{n}$$

$$s=\sqrt{\frac{\sum(x-\overline{x})^2}{n-1}}$$

$$s=\sqrt{\frac{\sum x^2-\frac{(\sum x)^2}{n}}{n-1}}$$

$$CV=\frac{s}{\overline{x}}\times 100\%$$

2. 指导学员根据上述数据在质控图（图 7－22）或坐标纸上作图，在纵轴上分别标出暂定中心线（均值）、±2SD、±2SD 5 个坐标数据，见图 7－21。

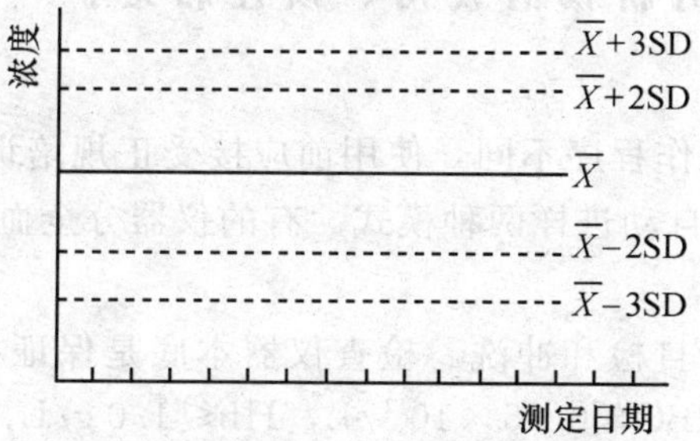

图 7－21 Levey－Jennings 质控图

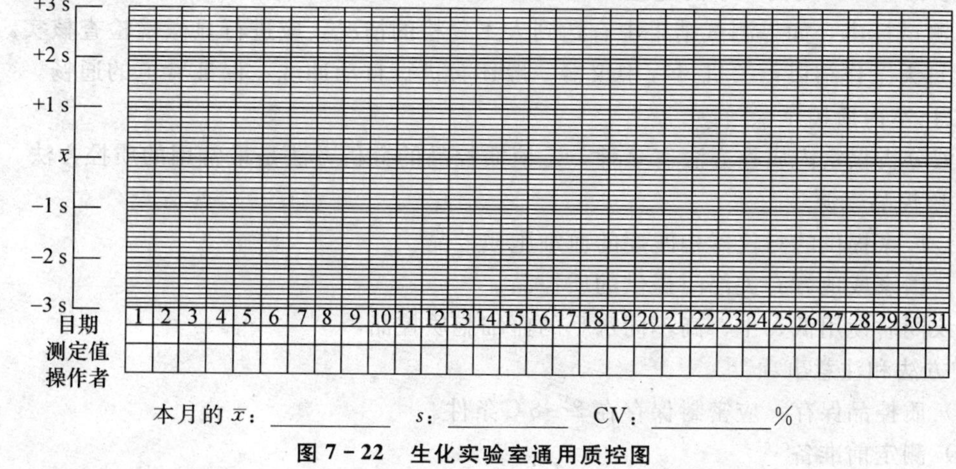

图 7－22 生化实验室通用质控图

3. 指导学员每日对某项检测项目质控品检测结果描绘在质控图上，见图 7－22，并分析结果的意义。

4. 结合实际质控图向学员讲解质控规则，例如图 7－23。

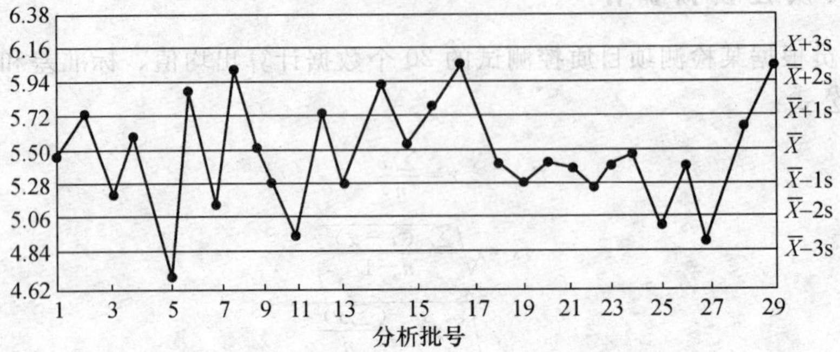

图 7－23 某实验室血糖检测室内质控图

其中第 5 批为失控，违背 1_{3s}。为随机误差；第 18～27 批也为失控，违背 10 均值，为系统误差。

九、三分类血细胞分析仪的使用、质控和维护

（一）操作方法

1. 不同的血液分析仪操作程序不同，使用前应接受正规培训，并按照说明书进行操作。有的仪器分手工操作模式和自动进样两种模式。有的仪器分全血（静脉抗凝血）和稀释（指血）两种类型。

2. 仪器在开机后会进行自检和冲洗。检查仪器本底是保证检验质量的重要步骤，一般要求 WBC≤0.2×10^9/L，RBC≤0.05×10^{12}/L，Hb≤1.0 g/L，PLT≤10×10^9/L，未达要求重新清洗后重测。

3. 检测质控品。由各仪器公司提供与仪器配套的全血质控品。

按照常规质控方法进行或启用仪器内部的 X－B 质控流程。当日质控结果应符合质控要求，一般在±2SD之内，不能超过±3SD。

4. 测试标本，如果测试结果中有达到人工复检的情况，应进行显微镜检查核实。

5. 每天工作结束，关机过程中仪器一般还会进行自动冲洗，保证管道的通畅。

（二）室内质控

血液分析仪室内质控方法有多种，定值质控品的分析方法是最常用的质控方法。

1. 质控品来源

（1）厂家提供的与仪器相匹配的血细胞质控品。

（2）国家或地方有关部门提供的质控品。

建议同时使用低、中、高不同水平的血细胞质控品。

2. 方法和注意事项

（1）质控品保存　应密封保存在 2～8℃条件。

（2）测定前准备

从冰箱中取出质控品，在室温下放置 15 min，放置过程中勿摇动。之后，按以下操作步骤进行：将质控品小管口朝上置于操作者掌心，缓慢滚动 8 次。颠倒小管，使管口朝下，将小管置于操作者掌心，缓慢滚动 8 次。将小管轻轻上下颠倒 8 次。重复以上步骤。确认管底

无沉积物，则表明质控品已经充分混匀。按照实验室常规方法，和病人标本一起进行检测操作，并记录检测结果，绘制在质控图上。每天应至少测定两个不同水平的质控品。

3. 质控图做图和分析

(1) 确定靶值线　按照质控要求和方法，对 20 个数据进行分析，计算出均值 ($\bar{x}$)，标准差 (SD)，分别计算 +2SD、-2SD、+3SD 和 -3SD，并将以上 5 个数值分别在纵轴上定点，以此点划出 5 条平行线。注意不同项目均值和 SD 不同，应分别做图。

(2) 将每次质控品的测定值标在上述质控图的相应位置，并用细线将相邻测定值连接起来，形成质控图。

(3) 按照一定的质控规则分析质控结果。

(三) 清洁与保养

清洁与保养对保证检验质量和延长仪器使用年限都非常重要。任何一台血液分析仪都有完整的清洁与保养手册，使用者一定要认真阅读和实施。一般要求每日保养，实际就是关机时的自动冲洗；每周保养是指清洗传感器；而每月保养是清洗废液瓶。对于一台全自动血液分析仪来说，上述保养仪器的主菜单中都会出现信息提示，并按照使用手册中规定的程序进行。注意：清洗液是强碱性溶液，务必不要接触皮肤或衣服，一旦发生，立即用大量清水冲洗，以免造成伤害。

十、尿分析仪使用、质控和维护

(一) 操作程序

1. 打开电源开机进入测试界面。

2. 将室内质控品均匀滴在测试条上，放在仪器标本架上，进行检测，符合要求（详见下面质控操作），可开始病人标本的检测；否则寻找原因。

3. 将尿液均匀滴加在测试条上，并蘸去多余尿液。

4. 将测试条放入仪器，仪器自动测试并打印报告。

5. 如白细胞、红细胞、亚硝酸盐及蛋白阳性四项检查中有任何一项呈阳性结果，则需镜检（参看尿沉渣显微镜检查）。

6. 将仪器结果及镜检结果报告一起发送。

7. 关机。

(二) 室内质控

1. 校准条测试

为了确保测试质量，建议每隔 1～2 周用校准条对尿液分析仪进行一次测试。具体方法如下：在主菜单中选择“校准条测试”，将校准条平放在试纸座中央，向前推进至试纸座顶端为止，按“Enter”键，屏幕显示“校准条测试”，尿液分析仪进行测试。测试结果后，如果通过校准，测试结果为“Calibration OK”，如果未通过校准，测试结果为“Calibration Not OK”。

2. 质控多数采用人工尿液加入标准物作为质控物。实践证明：对于尿糖、尿蛋白、血红蛋白和白细胞基本能满足要求；但对于尿胆红素、尿胆原就不甚满意。配制后不能久放等原因，所以有的学者采用浓缩尿质控物，能得到较好效果。

具体步骤如下：首先应将质控物放入室温，使其温度与室温一致，否则会因温度影响使部分结果偏低。每次必须使用“正常”和“异常”两种浓度的质控物进行试验；操作时在主菜单上选择“质控液测试”，并将沾有质控液的试纸条放在试纸座上，按“Enter”键，屏幕显示“系统正在测试”，尿液分析仪进行测试。一天内最好使用同一份质控标本。

3. 结果分析：质控结果见质控液说明书中的参考值。如果质控物的“正常”结果变成“异常”结果或“异常”结果变成“正常”结果，均为失控。或者质控物某一模块的测定结果超过靶值正负1和等级，即±2以上（含±2）也为失控。

（三）清洁与维护

1. 日常清洁（日保养）

每日用柔软干布或沾有温和去污剂的软布擦拭仪器，保持仪器清洁。特别是试纸座必须保持清洁，以便保证准确测试。清洁方法如下：从载物台中取出试纸座、集尿槽，用清水冲洗，之后用浸湿的软布或柔软的吸水纸擦拭试纸座。检查白基准表面是否清洁，如有灰尘、污渍等可用柔软干布擦拭干净。注意：不要在通电情况下清洁仪器，不要用水清洗液晶屏，不要用任何会擦伤试纸座和白基准的物质擦拭试纸座，不要用任何溶剂清洁白基准，如果白基准有明显划痕、损害或污染，请与供应商联系。

2. 定期清洁（每月保养）

如果试纸座、集尿槽、废液盘上有积垢，可按照以下步骤进行清洁：

（1）准备少量的0.1N NaOH溶液；

（2）取出试线座、集尿槽、废液盘用棉签蘸NaOH溶液彻底擦洗；

（3）用清水冲干净试纸座、集尿槽、废液盘上的NaOH溶液；

（4）用软布擦干试纸座和白基准；

（5）安装试纸座、集尿槽；

（6）重新开机自检。

注意：切不能使NaOH溶液接触到白基准。

3. 消毒

可选择2%戊二醛溶液或者5%次氯酸钠溶液进行消毒。具体操作如下：

（1）在大试管或烧杯中加入10 cm高的消毒液；

（2）将试纸座、集尿槽、废液盘浸入消毒液中，并确保白基准不接触消毒液；

（3）浸泡10 min；

（4）取出后请用清水冲洗试纸座上的消毒液；

（5）用软布擦干试纸座及白基准；

（6）安装试纸座、集尿槽；

（7）重新开机自检。

注意：切勿使消毒液接触到白基准。

十一、血糖仪的原理和使用

（一）检测原理

1. 按照测试技术血糖仪可以分为电化学法测试（电极型）和反射技术测试（光电型）两大类。

两种技术均采用葡萄糖氧化酶的测定原理。即葡萄糖氧化酶催化葡萄糖氧化成葡萄糖酸和过氧化氢，再加入过氧化物酶和色素原受体（如联大茴香胺，4-氨基安替比林偶联酚），生成有色化合物，比色定量分析。

（1）电极型是运用电流计数装置读取酶与葡萄糖反应产生的电子数量，再转化成葡萄糖浓度读数。该型血糖仪电极口内藏，可以避免污染，误差范围在正负0.2。精度高，正常使用的情况下，不需要校准，寿命长。

（2）光电血糖仪有一个光电头，它通过酶与葡萄糖的反应产生的中间物（带颜色物质），运用检测器检测试纸反射面的反射光的强度，将这些反射光的强度转化成葡萄糖浓度。缺点是探测头暴露在空气里，很容易受到污染，影响测试结果，误差范围在正负0.8，使用寿命比较短，一般在两年之内是比较准确的，两年后应到维修站做一次校准。

2. 从采血方式上，血糖仪也可以分为两种，一是抹血式，一是吸血式

抹血式仪器一般采血量比较大，如果采血偏多，还会影响测试结果，血量不足，操作就会失败。这种血糖仪多为光电式的。吸血式仪器，试纸自己控制血样计量，不会因为血量的问题出现结果偏差，操作方便，在试纸上滴一滴血就可以了。

3. 新型无痛血糖检测仪

患者只需将这种新型血糖检测仪放在前臂、上臂或手掌大拇指根部的表皮上按一下按钮，仪器就会自动完成取血、涂抹血糖试纸条和测定血糖水平等步骤。检测仪每次仅取2微升血。这种新型血糖检测仪可以储存450次带有日期和时间的测试结果，并且显示患者一星期、两星期和四星期里的平均血糖水平。

（二）操作步骤

1. 操作前清洗双手并待干，准备好血糖仪、试纸、采血笔、采血针等物品。

2. 按下主开关，调整血糖仪的代码，使其与你现在使用的试纸代码相同。

3. 按摩手指以增加血液循环，手臂下垂30秒，以便使血液充分流到指尖。

4. 将采血针装入采血笔中，根据手指皮肤厚度选择穿刺深度。

5. 用75%乙醇（酒精）为采血的手指消毒。

6. 用拇指顶紧要采血的指间关节，再用采血笔在指尖一侧刺破皮肤取适量指血。刺皮后勿加力挤压，以免组织液混入血样，造成检测结果偏差。

7. 将足量指血滴入试纸的圆形测试孔。

8. 从血糖仪上读出血糖值，并记录监测时间和血糖值。

（三）注意事项

1. 测试前应核对、调整血糖仪显示的代码，使之与试纸条包装盒上的代码相一致，确认代码无误后方可测试。

2. 血糖仪试纸应干燥、避光和密封保存；从瓶中取出试纸要立即使用，并随即牢固拧紧瓶盖，以免试纸受潮；试纸瓶打开时应在瓶上注明日期；注意试纸失效期，并确保在有效期内用完。

3. 血糖仪使用的温度是10℃～40℃，湿度是20%～80%。太冷、太热、过高的湿度均可影响其观测值的准确性；避免将仪器存放在电磁场（如移动电话、微波炉等）附近。

4. 测试时若采血量不足，会导致检测失败或测得的结果偏低。如血滴过大，溢出测定区，就会影响测定结果。因此，无论血量不足还是血量过多，都必须用新的试纸重新检测，以免出现错误的结果。另外，采血时因肢端末梢循环不好、血流不畅或过度挤压等也会影响

测定结果。

5. 取血部位消毒后会残留有酒精，因此，最好等消毒酒精挥发后再行取血。

6. 使用一次性采血针。

7. 血糖检测完毕后，应立即将使用过的试纸及采血针分别放置到医疗废弃物垃圾袋和利器盒中，按照感染性医疗废弃物处理。

8. 定期清洁和保养机器，清除血渍、灰尘等。

（四）其他问题

1. 使用的血糖仪必须具有“三证”。

2. 进口产品必须有中文标识，就是这个产品的相关信息——包括生产国家，厂家名称等等，作为医疗仪器，还需要这个产品在中华人民共和国食品药品监督管理局——器械注册号码，以及其中国代理公司的联络方式，售后服务联系方式。

3. 进口血糖仪背面都有一个全球唯一的序列号，通过这个号码可以识别是哪个销售区域，那个经销商的产品。购买血糖仪后，要认真填写保修卡，然后邮寄回保修卡上指定地址，客户服务接到您的保修卡后，如果判定您填写的序列号是不是属于中国境内销售的产品，他们会按照您在保修卡上提供的联系方式和您联系，以保证您的合法权益。

4. 进口血糖仪的保修期都是五年。血糖仪属于专业检测仪器，普通的经销商是没有维修能力的。

十二、生化分析仪使用和校准

（一）操作程序

不同的生化分析仪操作程序不完全一致，请结合本单位仪器，对照使用手册，认真规范操作。一般操作程序如下：

1. 开电源开机，仪器进入开机程序（仪器自检、清洗探针等）。

2. 进入主界面。

3. 根据需要查看试剂量，运行加试剂程序加入测试试剂，加入后再次查看新试剂量。

4. 新批号试剂需要定标，进入定标程序，选择项目、定标液测试位置进行定标。

5. 每日质控，根据测试项目选择质控，可选高、中、低值，进入质控操作程序，选择项目、质控品测试位置开始测试，测试后查看结果，是否在控制范围内（一般为标准值±2SD），如不在控，需要分析失控原因重新测定，达到标准方可测定病人标本。

6. 病人样本检测：将离心后的病人标本放入测试架，进入测试界面，输入标本编号、标本位置、测试项目，按测试键开始测试，同时在中文电脑中输入病人信息（编号、姓名、年龄、性别、科室等），注意仪器与中文电脑的病人编号及信息相对应。

7. 审核结果，对结果进行审核分析，如发现可疑结果需要重复测定，并标明结果为重复测定结果，审核无误后发送化验单。

8. 测试结束后取出试剂，清洗仪器，进入关机程序关机，程序结束后关闭电源。

（二）定标（校准）程序

1. 用校准品进行校准

（1）封闭式生化分析仪

用仪器厂商配套的试剂及校准品进行校准。参考操作手册，执行校准程序，当已知浓度的校准品吸光度测出后，仪器会自动计算出校准常数 K，存储于计算机中，供样品测定时计算用。

(2) 开放式生化分析仪

用仪器测定试剂空白和标准品的吸光度，然后计算：

$$K = 标准浓度/（A\,标准 - A\,试剂空白）$$

K 值实际上代表了斜率，截距代表试剂空白，试剂空白每天都在变化，所以 K 值的稳定性决定您的仪器与试剂，如果仪器与试剂都十分稳定，那 K 值也很稳定。

2. 用实际 K 值进行校准

可以通过使用理论 K 值直接测定酶的校准品（标准品），按下列公式计算出实际 K 值：

$$实际\,K\,值 = \frac{定值}{测定值} \times 理论\,K\,值$$

也可以按酶的活性计算公式直接计算：

$$实际\,K\,值 = \frac{定值}{\triangle A/\text{min}} \triangle A/\text{min}（吸光度变化）$$

$$酶活性（U/L）= \Delta A/\text{min} \times K$$

$$K = \frac{V \times 10^6}{\varepsilon \times L \times v}$$

V：反应体系体积（ml）

v：样本量（ml）

ε：摩尔吸光系数（$cm^2 \cdot mol^{-1}$）

L：比色杯光径（cm）

10^6：将 mol 换算成 μmol

系数 K 值对于酶的测定十分重要，过高虽然测定的线性较宽，但重复性差；反之，虽然精密度好，但检测线性过窄。因此，应当根据实际情况合理设置与应用。K 值的设置应考虑到测定物质的参考值上限及测定时间两个方面，以保证测定结果的可靠。这就需要很好地控制仪器测定的噪音干扰。一般而言，自动生化分析仪吸光度噪音应控制在 0.001，也就是仪器保证对同一溶液反复测定时，吸光度误差应控制在 0.001 左右。

十三、酶联免疫技术操作

（一）仪器

1. 吸头和微量移液器
2. 洗板机
3. 37℃孵育箱
4. 酶标仪

（二）常规操作步骤

1. 操作步骤

(1) 标本编号、离心，1500 r/min，15 min。

(2) 取出试剂盒，包括阴性和阳性对照品，检查试剂盒有无破损，是否在使用有效期内。

（3）在室温环境里平衡温度 30 min。

（4）打开试剂盒，取出酶标板，按照说明书规定的步骤进行操作。

（5）根据操作要求将待测血清原液或用稀释液做适当稀释（一般 1∶10 到 1∶100），每孔加 100 μl 血清，依次加样。

（6）将 96 孔板用盖盖好，放进 37℃恒温箱，1 h。

（7）取出酶标板放进自动洗板机，进行洗涤，或手工洗涤。

（8）每孔加入最适浓度的 HRO 标记抗体 100 μl。

（9）将 96 孔板用盖盖好，放进 37℃恒温箱，1 h。

（10）取出酶标板放进自动洗板机，进行洗涤。或者手工洗涤。

（11）每孔加入底物溶液 100 μl。

（12）将 96 孔板用盖盖好，放进 37℃恒温箱，15～30 min。

（13）取出酶标板每孔加入 2 mol/L H_2SO_4 50 μl 终止反应。

（14）用底物溶液（空白对照）校正酶标仪零点。

（15）于 492 nm 处测各孔的光密度（吸光度 OD 值）

（16）每批试验均应设阳性和阴性对照孔。

2. 结果判断

目前无统一方法，常用的有：

（1）以 P/N 比值≥0.1，即以待测血清吸光度（复管均值）比阴性对照吸光度（复管均值），比值≥2.1 为阳性结果。

（2）以大于阴性对照吸光度均值（$NC_{\bar{x}}$）加影响因素 0.05，即＞$NC_{\bar{x}}$＋0.05 为阳性结果。

（3）以大于阴性对照血清吸光度均值 2 个标准差（2*s*）或 3*s*、4*s* 等为阳性结果。

（4）如作定量检查，可用标准参考品制备标准曲线，再根据样品的吸光度，从标准曲线上读出蛋白含量。

（三）室内质控

1. 质控物选择

一般使用试剂厂家提供的阳性和阴性对照品，或者是定值质控品。

2. 质控方法

按照常规质控方法进行。

（四）常见问题处理

1. 本底过高

当试剂空白 OD 值＞0.1，此时应参考阴性 OD，如参考阴性的 OD＞0.1，或者整个反应板均有浅色，则本底过高。处理：①增加洗板次数；②缩短孵育时间；③缩短显色时间；④试剂本身质量问题。

2. 高值阳性对照 OD 值过低

一般高值阳性对照 OD 值低于 0.5，在排除操作问题后，多为试剂问题，应与试剂厂家联系，请协助解决。操作问题主要有：①样品不够，有气泡等，尤其是容器与要求规格不符时易出现。此时预检测往往显示足够，但吸样不足，因加样时有的仪器无提示。②确认程序是否正确，此问题只在编好程序试运行时出现，一旦调试好后，以后不会再出现，除非程序被改动。

3．花板

多为交叉污染所致，例如加样时溢出，污染了其他孔，或者加样时没有更换吸头。

4．白板

多为试剂盒质量或者过期，此外还见于洗涤过度、未加酶标抗体或抗原、未加底物等。

（左大鹏　李京明）

主要参考文献

1. 叶应妩，王毓三，申子瑜，主编．全国临床检验操作规程．第 3 版．南京：东南大学出版社，2006.

2. 陈文彬，潘祥林，主编．诊断学．第 7 版．北京：人民卫生出版社，2008.

3. 陆再英，钟南山，主编．内科学．第 7 版．北京：人民卫生出版社，2008.

4. 王建中主编．实验诊断学．北京：北京大学医学出版社，2004.

5. 左大鹏主编．临床检验的应用与进展．北京：高等教育出版社，2004.

6. 熊立凡主编．临床基础检验．第 3 版．北京：人民卫生出版社，2003.

7. 杨振华主编．临床实验室质量管理．北京：人民卫生出版社，2003.

8. 周新，涂植光，主编．临床生物化学和生物化学检验．北京：人民卫生出版社，2003.

附件

社区检验专业人员岗位培训大纲

一、培训目标

通过培训能完成血、尿、便三大常规检验工作，严格按照国家对实验室生物安全和对医疗废弃物管理的规定，做好个人防护和医疗废弃物的处理，熟悉常用临床检验项目的临床意义，能开展检验项目的室内质量控制工作。

二、培训对象

从事社区卫生服务机构检验岗位工作，具有中专及以上本专业或相关医学专业学历。

三、培训方法

可采用半脱产或集中培训方式，加强操作辅导与训练。

参考学时数 240 学时。

四、培训内容与要求

（一）了解社区卫生服务的特点和要求。

（二）血液学检验：掌握血常规检查方法，标本采集方法，抗凝剂使用，外周血涂片和血细胞染色，血细胞显微镜计数，各类白细胞形态特点，白细胞分类计数，了解血细胞分析仪的应用，熟悉血细胞检查的质量控制。掌握血沉检查方法和血型鉴定。

（三）体液学检验：掌握尿液常规检查方法，尿显微镜检查，尿沉渣标本制备、检查内容和报告方式，了解尿液分析仪，熟悉尿液检查的质量控制。掌握尿液早早孕检查。掌握粪便的检查方法，掌握粪便寄生虫卵与便隐血的检查方法。

（四）掌握快速血糖检查方法。

（五）熟悉常用临床常用检验项目的临床意义。

（六）掌握检验工作人员个人防护、医疗废弃物处理原则与方法。

第二版编后记

在卫生部科教司的关注和支持下，社区卫生服务中康复、口腔、X线、检验、药学、心电图、超声诊断（B超）7种专业人员岗位培训系列教材，经过各专业专家编写组近8个月的辛勤工作，终于完成第二版修订，正式与广大社区卫生专业人员见面了。

本套系列培训教材的第一版是北京市卫生局为适应上述专业岗位人员培训的试点工作需要于2004年组织专家编写的，在北京地区已试用5年。目前出版的专业岗位培训教材是以卫生部科教司2009年6月颁布的社区康复等7个专业的社区卫生人员岗位培训大纲为依据，在北京市使用的系列教材的基础上修订而成，故称为第二版。

参与本套教材编写的专家由三部分人员组成，大部分是北京大学和首都医科大学附属医院的专家，还有一部分是一些二级医院的学科主任，少数是社区卫生服务中心的骨干。这三部分人员经过5年的共同工作，形成了一个热爱社区卫生工作，了解社区卫生专业人员需求，并愿意为社区发展积极奉献的专家团队。自2004年北京市开始社区康复等7个专业岗位培训试点工作以来，他们认真学习国家关于社区卫生服务的政策和机构功能定位；多次深入社区，了解各专业岗位的服务内容、服务模式和要求；对各专业岗位的人员、设备、开展工作现状、存在的问题等进行全面调查。通过历时近一年的多次论证和广泛征求意见，制订出各专业的岗位培训目标，并据此制订出各专业的岗位培训大纲，编写出第一版岗位培训系列教材。2004年至2009年，北京辖区使用这套教材参加岗位培训的社区卫生人员已逾万人，有8200余人参加了北京市统一组织的理论考试和技能考核，4400余人取得了岗位培训考试合格证书。本套教材在使用过程中，学员普遍反映教材内容比较实用，针对性比较强，适宜社区卫生人员学习。

北京市通过全方位开展全科医师以及社区康复等7个专业的岗位培训工作，加强了社区卫生服务人员的团队建设，提升了整体服务能力，对社区卫生事业的发展起到了积极的促进作用。

卫生部科教司对北京市的这项工作十分重视，从试点至全市的推广过程中，始终给予密切关注和具体指导。鉴于北京市的成功实践，2008年卫生部科教司正式委托北京医学教育协会组织制订康复、口腔、X线、检验、药学、心电图、B超（超声诊断）7个专业的岗位培训大纲。在制订卫生部社区卫生专业人员岗位培训大纲的同时，编者即开始对第一版教材进行修订。第一版教材每个专业都编写了《技能操作指南》作为配套教材。再版时考虑到学员翻阅学习的便利，把涉及的技能操作融合到一本教材中。在病种方面尽量考虑到各省市的情况，力求适应不同需求。第二版教材依据卫生部公布的培训大纲要求，以最基本、最实用、最常用的知识和技能作为教材重点，突出内容的针对性、实用性、可操作性。目标是使学员通过培训，达到胜任本专业岗位工作的基本要求。总之，第二版教材融入了编写专家5年的实践经验，也反映了专家们对社区卫生服务工作的体会与思考。尽管他们为再版教材倾注了大量心血，付出了艰辛劳动，但教材中的不足和缺陷在所难免，真诚欢迎同行们提出意见和建议，以期日后修订完善。

社区卫生专业人才培养是一项全新工作，可以探索的空间很大。各省、市、地区可以因地制宜，充分发挥自己的优势，开拓创新，建立具有中国特色和地方特点的社区卫生人才培训的教学体系。

让我们携手，为我国社区卫生服务这一造福于民的朝阳事业作出贡献。

贾明艳　蒋保季

2009 年 8 月

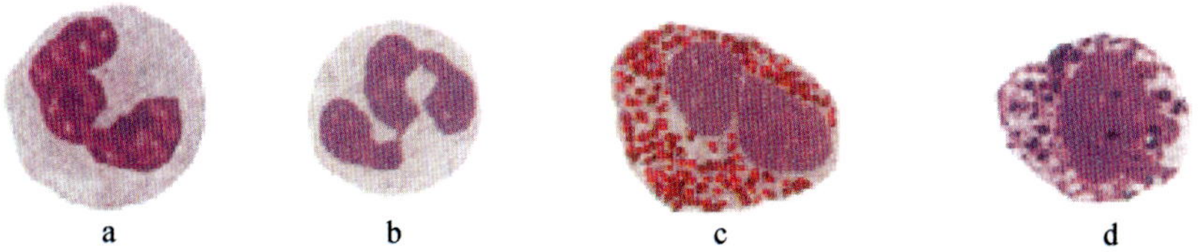

a b c d

彩图 7－5　a. 嗜中性杆状核粒细胞　b. 分叶核粒细胞　c. 嗜酸性粒细胞　d. 嗜碱性粒细胞

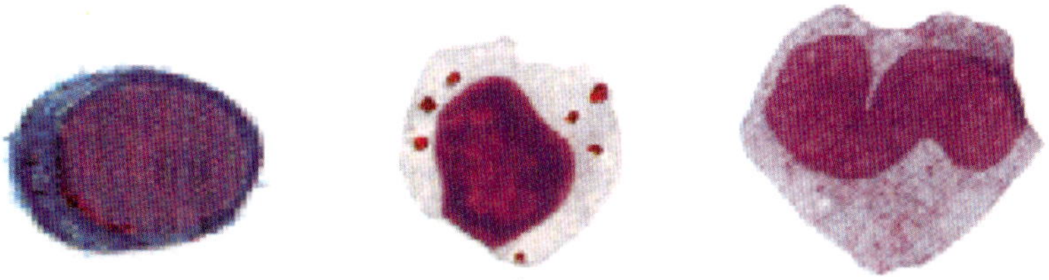

a b c

彩图 7－6　a. 小淋巴细胞　b. 大淋巴细胞　c. 单核细胞

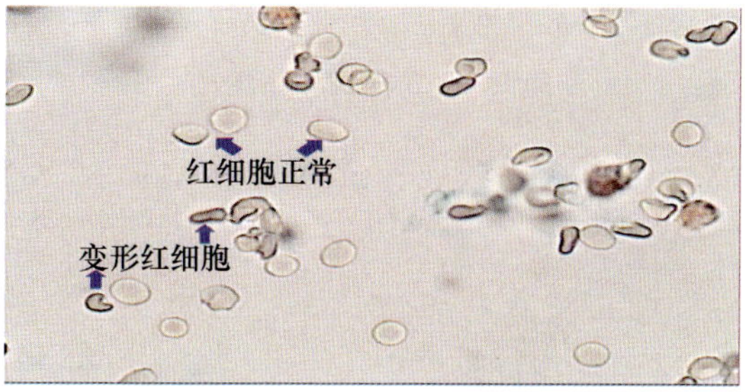

彩图 7－8　正常红细胞和异常红细胞

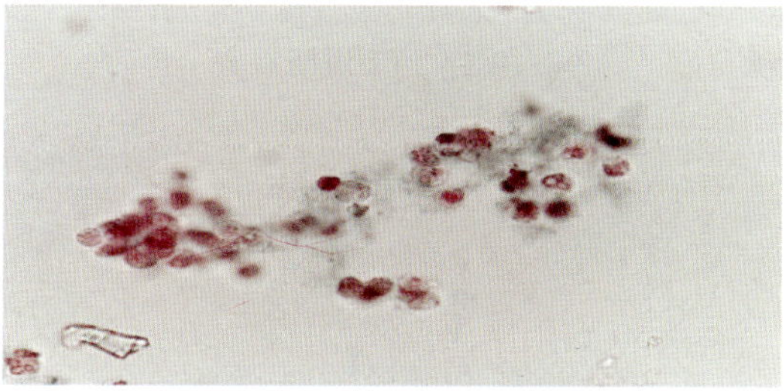

彩图 7－9　成堆的白细胞

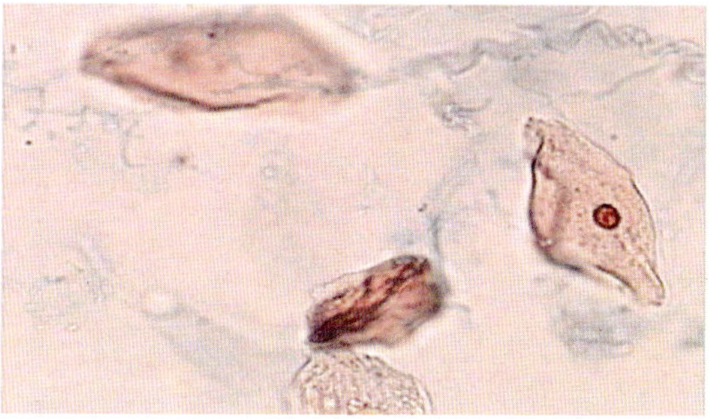

彩图 7－10　鳞状上皮细胞

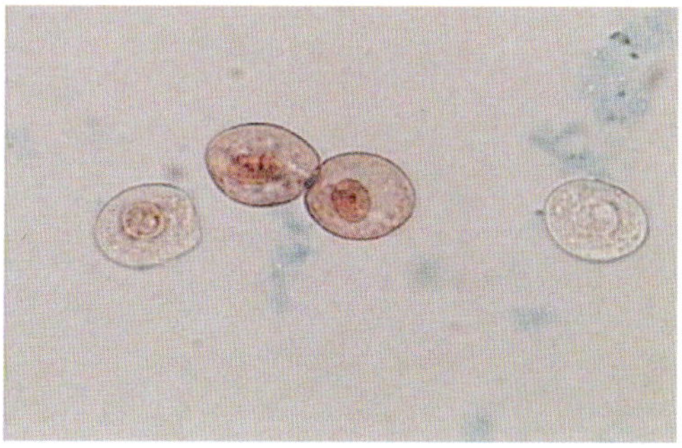

彩图 7－11　肾小管上皮细胞

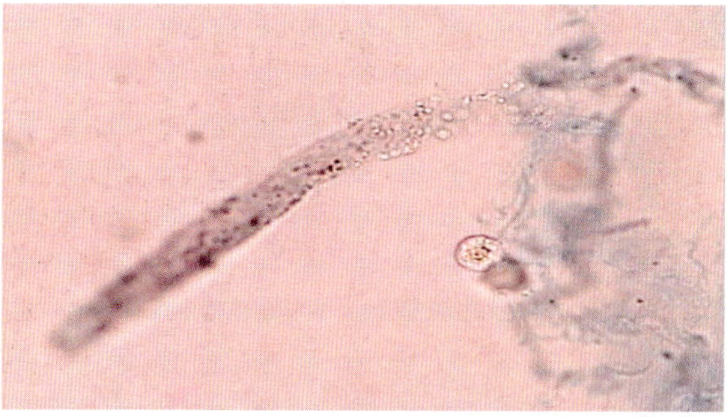

彩图 7 - 12　颗粒管型

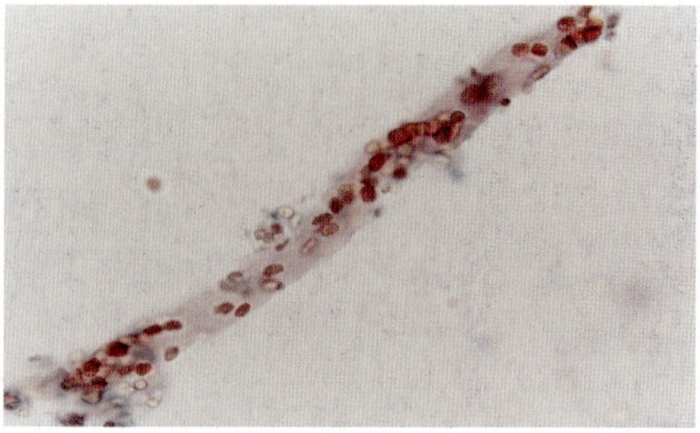

彩图 7 - 13　红细胞管型

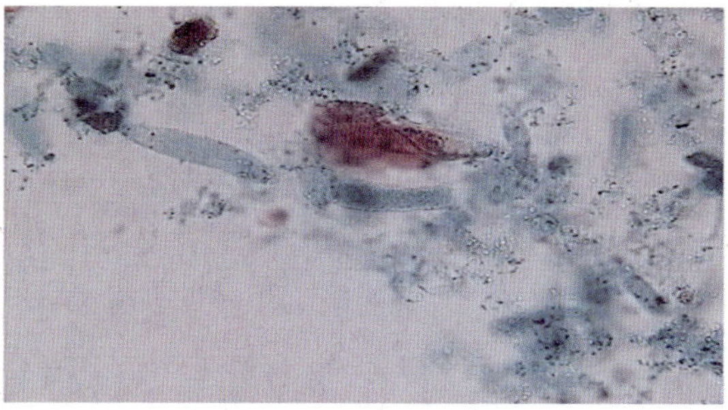

彩图 7 - 14　透明管型

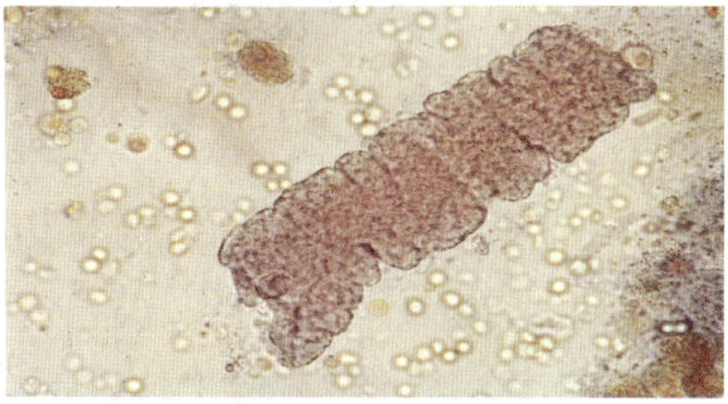

彩图 7 - 15　蜡样管型

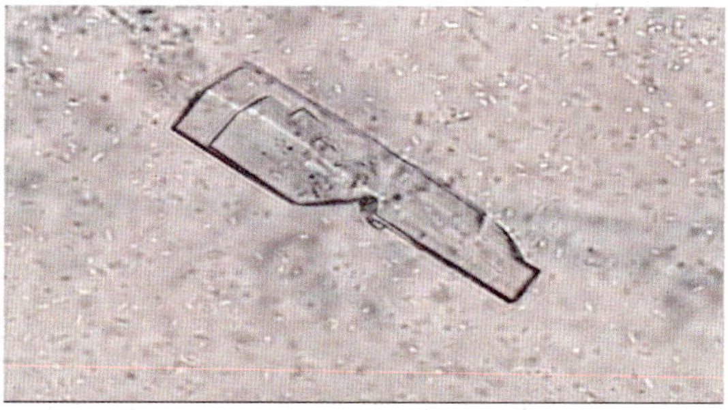

彩图 7 - 16　胆固醇结晶

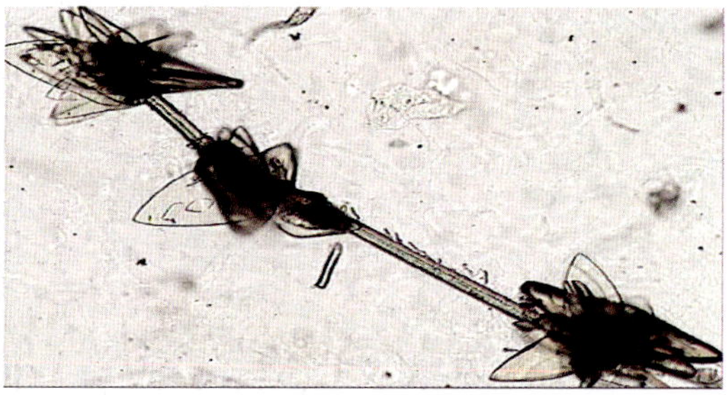

彩图 7 - 17　尿酸结晶

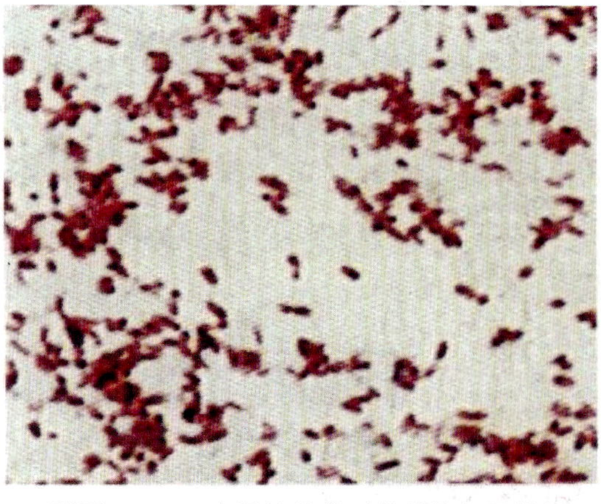

彩图 7 - 19　大肠埃希菌（革兰染色阴性）

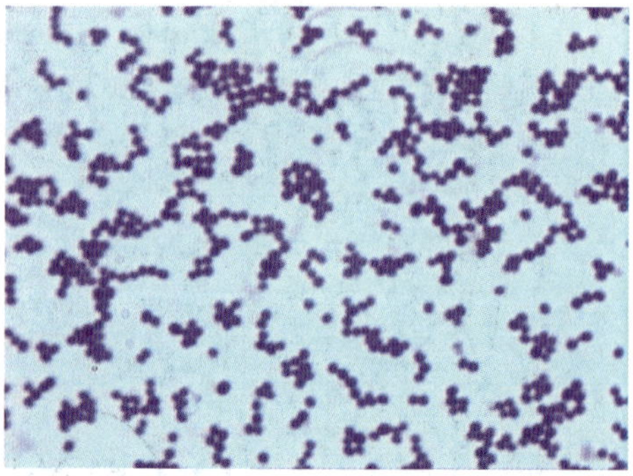

彩图 7 - 20　葡萄球菌（革兰阳性球菌）